妇产科学实训指导与习题集

主　编　罗建平　陶　霞
副主编　李雪萍　苏　萍
编　者　（以姓氏笔画为序）
　　　　李雪萍（黔东南民族职业技术学院）
　　　　苏　萍（黔东南民族职业技术学院）
　　　　罗建平（黔东南民族职业技术学院）
　　　　陶　霞（黔东南民族职业技术学院）

中国健康传媒集团
中国医药科技出版社

内容提要

本教材作为学习《妇产科学》的辅助教材，根据高职高专临床医学专业人才培养目标，对接妇产科临床岗位能力、人文素养及国家执业助理医师资格考试大纲要求编写而成，分为妇产科学技能实训指导和妇产科学习题集两部分，内容上涵盖了女性生殖系统解剖、产前检查及孕期保健、正常分娩、助产技术、新生儿护理、产褥期指导、产科病历书写、妇科病历书写、妇科检查及常用特殊检查、计划生育等内容。

本教材主要供全国高等职业教育妇产科学专业使用，也可作为相关专业人员参考用书。

图书在版编目（CIP）数据

妇产科学实训指导与习题集/罗建平，陶霞主编 . —北京：中国医药科技出版社，2020.1（2025.1重印）

ISBN 978 - 7 - 5214 - 1252 - 9

Ⅰ.①妇… Ⅱ.①罗…②陶… Ⅲ.①妇产科学 - 高等学校 - 教学参考资料 Ⅳ.①R71

中国版本图书馆 CIP 数据核字（2020）第 003352 号

美术编辑 陈君杞
版式设计 友全图文
出版 **中国健康传媒集团** | 中国医药科技出版社
地址 北京市海淀区文慧园北路甲 22 号
邮编 100082
电话 发行：010 - 62227427 邮购：010 - 62236938
网址 www. cmstp. com
规格 787 × 1092 mm $\frac{1}{16}$
印张 $15\frac{1}{4}$
字数 282 千字
版次 2020 年 1 月第 1 版
印次 2025 年 1 月第 2 次印刷
印刷 大厂回族自治县彩虹印刷有限公司
经销 全国各地新华书店
书号 ISBN 978 - 7 - 5214 - 1252 - 9
定价 **50.00** 元

获取新书信息、投稿、为图书纠错，请扫码联系我们。

前 言
QIANYAN

妇产科学是临床医学专业核心课程，是一门理论性和实践性均较强的学科。学好妇产科学，打下扎实的理论知识基础，练就过硬的临床操作技能本领，才能胜任妇产科临床工作岗位。此外，医学生必须具备高尚的医德医风和良好的医学人文素养，才能更好地为患者服务。立足高职高专临床医学专业人才培养目标，对接妇产科临床岗位能力、人文素养及国家执业助理医师资格考试大纲要求，特编写《妇产科学实训指导与习题集》作为学习《妇产科学》的辅助教材。

本教材适用于开设《妇产科学》课程的高职高专院校教学使用，全书由妇产科学技能实训指导和习题集两部分组成。本教材特点如下：①紧扣培养目标，对接临床岗位。妇产科学技能实训指导部分包括女性生殖系统解剖、产前检查及孕期保健、正常分娩、助产技术、新生儿护理、产褥期指导、产科病历书写、妇科病历书写、妇科检查及常用特殊检查、计划生育共十章三十一个实训项目。每个项目由实训目的、实训用物、实训内容、注意事项及知识链接组成，使学生在操作前能熟悉操作流程及规范，并进一步指导实践操作，练就规范、熟练的临床实践技能。②注重培养医学生高尚的医德医风和良好的医学人文素养。在实训操作中，要求学生具备认真、严谨、求实的学习态度；树立爱伤意识；牢记大医精诚、医学生誓言；练就德技双馨品质。③巩固理论知识，提升行业资格考试能力。按照国家执业助理医师资格考试大纲要求设置习题集部分，以历年真题形式对历年考点进行编排，让学生课后通过练习明了国家执业助理医师资格考试题型、考试重难点，进一步巩固理论知识。

参编本教材人员皆由具有 10 年及以上丰富教学及临床一线工作经验的老师组成。编写过程中得到院校领导及行业专家的大力支持，在此谨致诚挚的谢意。同时，由于知识水平和编写时间有限，教材中的内容和编排，难免有不妥之处，殷切希望使用本教材的师生和妇产科同道们给予指正，以便使之不断更新和完善。

编 者
2019 年 10 月

目 录

MU LU

第一部分　妇产科学技能实训指导

第二部分　妇产科学习题集

第一部分　妇产科学技能实训指导

第一章　女性生殖系统解剖

项目一　女性外生殖器官

【实训目的】

能分辨阴阜、大小阴唇、阴道前庭、尿道口、阴道口、处女膜、前庭大腺及狭义会阴解剖位置。

【实训用物】

女性外生殖器官模型、一次性检查手套。

【实训内容】

在女性外生殖器官模型上辨识以下内容。

1. 阴阜　阴阜的位置、形态。

2. 大阴唇　大阴唇的位置、形态及毗邻。

3. 小阴唇　小阴唇的位置、形态及毗邻。

4. 阴蒂　阴蒂的位置、形态及结构。

5. 阴道前庭　阴道前庭的位置，尿道口、阴道口的开口位置；处女膜的位置及形态。

6. 前庭大腺　前庭大腺及腺体开口的位置。

7. 前庭球　前庭球的位置及形态。

【知识链接】

女性外生殖器官见图 1－1。

1. 阴阜　为耻骨联合前方隆起的脂肪垫。

2. 大阴唇　为两股内侧一对纵行隆起的皮肤皱襞，起自阴阜，止于会阴。

3. 小阴唇　为大阴唇内侧的一对薄皮肤皱襞。

4. 阴蒂　位于两侧小阴唇顶端下方，部分被阴蒂包皮围绕。分为阴蒂头、阴蒂体和阴蒂脚。

5. 阴道前庭　为两小阴唇之间的裂隙，呈菱形区域。在此区域内，前方为尿道外

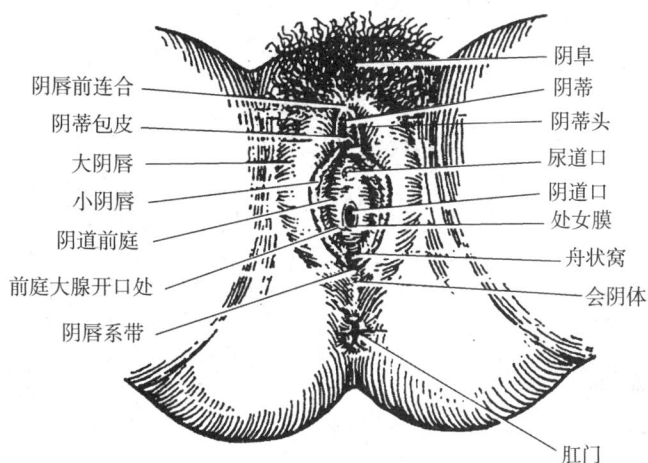

图 1-1 女性外生殖器官

口，后方为阴道开口。阴道口与阴唇系带之间有一浅窝，称为舟状窝，又称为阴道前庭窝。

6. 前庭大腺 位于大阴唇后部，亦为球海绵体肌所覆盖，如黄豆大，左右各一。腺管细长（1~2cm），向内侧开口于前庭后方小阴唇与处女膜之间的沟内。

7. 前庭球 位于阴道前庭两侧的深部。前端与阴蒂相接；后端膨大，与同侧前庭大腺相邻；表面为球海绵体肌覆盖。

8. 会阴 广义的会阴是指封闭骨盆出口的所有软组织，前起自耻骨联合下缘，后至尾骨尖，两侧为耻骨降支、坐骨升支、坐骨结节和骶结节韧带。狭义的会阴是指位于阴道口和肛门之间的楔形软组织，厚3~4cm，由表及里为皮肤、皮下脂肪、筋膜、部分肛提肌和会阴中心腱。会阴伸展性大，妊娠后期会阴组织变软，有利于分娩。分娩时需保护会阴，避免发生裂伤。

项目二 女性内生殖器官

【实训目的】

能分辨阴道、宫颈、子宫及其韧带、输卵管、卵巢及其韧带的解剖位置。

【实训用物】

女性内生殖器官解剖模型或实体标本，阴道、宫颈、子宫、输卵管、卵巢模型。

【实训内容】

在女性内生殖器官解剖模型上辨识以下内容。

1. 阴道 阴道的位置、形态及分部；后穹隆、子宫直肠陷凹位置。

2. 子宫 子宫的位置、形态、分部及韧带。

3. 输卵管 输卵管的位置、形态、走行及分部。

4. 卵巢 卵巢的位置、形态及韧带。

5. 女性生殖器官邻近器官 尿道、膀胱、输尿管、直肠、阑尾的位置及与女性生殖器官的关系。

【知识链接】

女性盆腔脏器及内生殖器见图1-2、图1-3。

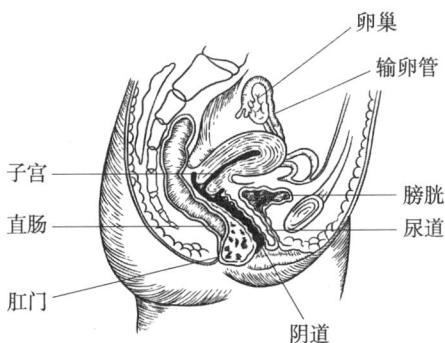

图1-2 女性盆腔脏器（正中矢状断）

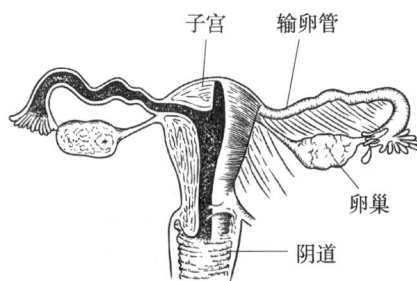

图1-3 女性内生殖器官

一、阴道

阴道位于真骨盆下部中央，呈上宽下窄的管道。前与膀胱和尿道相邻；上端包绕宫颈的部分称阴道穹隆，按其位置分为前、后、左、右4部分，其中后穹隆最深，与直肠子宫陷凹紧密相邻；下端开口于阴道前庭后部。

二、子宫

子宫为腹膜间位器官，位于盆腔中央，膀胱与直肠之间，下端接阴道，两侧有输卵管和卵巢。

1. 子宫体 子宫上部较宽称宫体；上端隆突部分称宫底；宫底两侧为宫角，与输卵管相通；宫体壁由3层组织构成，外层为浆膜层（脏层腹膜），中间层为肌层，内层为黏膜层（又称子宫内膜）。子宫腔呈上宽下窄的三角形（图1-4）。

2. 子宫峡部 在宫体与宫颈之间形成最狭窄的部分，其上端因解剖上较狭窄称解剖学内口；其下端因黏膜组织在此处由宫腔内膜转变为宫颈黏膜称组织学内口，非孕期长约1cm（图1-5）。

4

3. 子宫颈　呈圆柱状，分宫颈阴道部及宫颈阴道上部，成年妇女长 2.5 ~ 3.0cm。子宫颈管内腔呈梭形管道，其下端称宫颈外口。子宫颈以阴道为界，分为上下两部，上部占子宫颈的 2/3，两侧与子宫主韧带相连，称为子宫颈阴道上部；下部占子宫颈的 1/3，伸入阴道内，称为子宫颈阴道部。

4. 子宫韧带　包括圆韧带、阔韧带、主韧带（宫颈横韧带）、宫骶韧带，共有 4 对，主要维持子宫正常位置作用（图 1 - 6）。

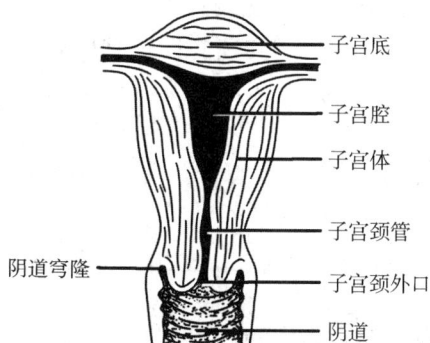

图 1 - 4　子宫冠状断面

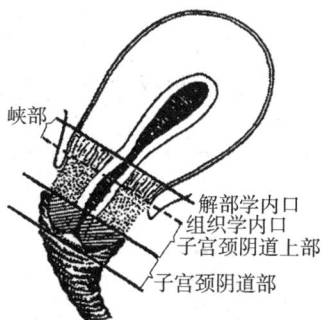

图 1 - 5　子宫矢状断面

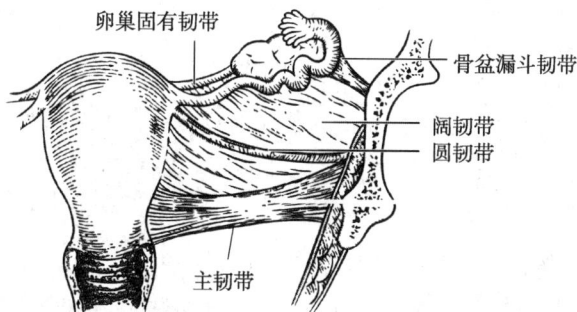

图 1 - 6　子宫的韧带

三、输卵管

输卵管为一对细长而弯曲的肌性管道，位于子宫阔韧带的上缘内，内侧与宫角相连通，外端游离，与卵巢接近。全长 8 ~ 14cm。根据输卵管的形态，由内向外可分为间质部、峡部、壶腹部、伞端 4 部分（图 1 - 7）。

四、卵巢

卵巢位于输卵管的后下方，卵巢窝内，为腹膜腔内器官，由外侧的骨盆漏斗韧带（卵巢悬韧带）和内侧的卵巢固有韧带连于子宫与骨盆壁之间，位置波动很大（图 1 - 8）。

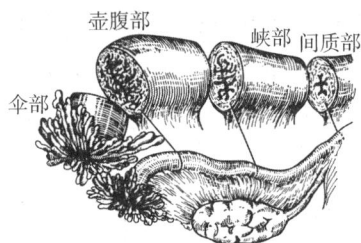

图 1-7 输卵管各部及其横断面

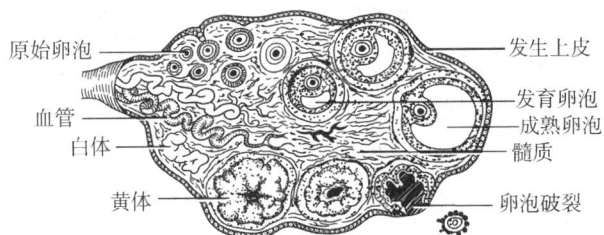

图 1-8 卵巢剖面

项目三 血管、淋巴、神经、骨盆、骨盆底及邻近器官

【实训目的】

1. 能分辨女性内外生殖器官的血管、淋巴及神经的分布。
2. 掌握骨盆的组成及类型，骨盆底的构成。
3. 了解女性生殖系统的邻近器官。

【实训用物】

女性生殖系统解剖模型或实体标本、骨盆模型、盆底组织模型。

【实训内容】

在女性生殖系统解剖模型或实体标本上辨识以下内容。

1. 血管 卵巢动脉、子宫动脉、阴道动脉及阴部内动脉和伴行静脉。
2. 盆腔淋巴及神经 内、外生殖器官各级淋巴分布及支配神经。
3. 骨盆 骨盆的形态、骨骼组成、关节及韧带。
4. 骨盆底组织。
5. 女性生殖系统邻近器官。

【知识链接】

一、血管、淋巴及神经

女性内外生殖器官的血管与淋巴管，各器官间静脉及淋巴管以丛、网状吻合。

（一）血管

女性内外生殖器官的血液供应主要来自卵巢动脉、子宫动脉、阴道动脉及阴部内动脉。各部位的静脉均与同名动脉伴行。

（二）淋巴

女性生殖器官和盆腔淋巴结通常沿相应的血管排列，成群或成串分布，数量不等。主要分为外生殖器淋巴和盆腔淋巴两大组。

（三）神经

女性生殖器官由躯体神经和自主神经共同支配。

二、骨盆

骨盆由骶骨、尾骨和左右两块髋骨及其韧带连接而成。每块髋骨又由髂骨、坐骨及耻骨组成；骶骨由 5～6 块骶椎融合而成，呈楔形（三角形），前面凹陷称骶窝，其上缘明显向前突出形成骶岬（相当于髂总动脉分叉水平）；尾骨由 4～5 块尾椎合成（图 1-9、图 1-10）。

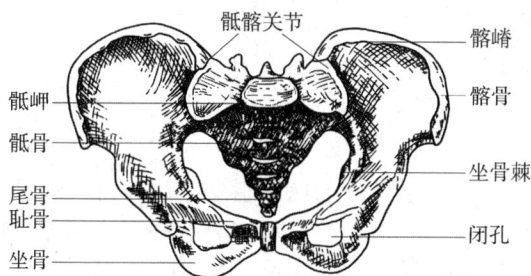

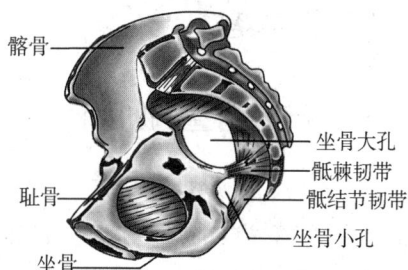

图 1-9　正常女性骨盆　　　　图 1-10　骨盆及韧带（侧面观）

三、骨盆底

骨盆底由三层肌肉和筋膜组成，封闭骨盆出口，并承载和支持盆腔内的器官（如女性内生殖器官、膀胱及直肠等）。骨盆底由外向内分成三层。

1. 外层　位于外生殖器及会阴皮肤及皮下组织的下面，由会阴浅筋膜及其深面的球海绵体肌、坐骨海绵体肌、会阴浅横肌、肛门外括约肌组成。此层肌肉的肌腱汇合于阴道外口与肛门之间，形成中心腱。

2. 中层　由上、下两层坚韧的筋膜及其间的一对会阴深横肌及尿道括约肌组成。

3. 内层　由肛提肌及其内、外面各覆一层筋膜组成。

四、邻近器官

女性生殖器官与尿道、膀胱、输尿管、直肠及阑尾等不仅在位置上互相邻近，而且其血管、淋巴及神经也相互密切联系。当某一器官有病变（如创伤、感染、肿瘤等）时，易累及邻近器官。

第二章　产前检查与孕期保健

项目一　产前检查指导、预产期及孕周的推算

【实训目的】

1. 能通过病史采集结果推算预产期和（或）更正预产期及计算孕周。
2. 能对孕妇产前检查时间及项目进行指导。
3. 能推算孕周，辨别妊娠时期。

【实训内容】

一、产前检查的时间

1. 首次产检应从确诊妊娠开始。根据我国《孕前和孕期保健指南（2018 年）》，目前推荐的产前检查孕周分别是：妊娠 $6 \sim 13^{+6}$ 周，$14 \sim 19^{+6}$ 周，$20 \sim 24^{+6}$ 周，$25 \sim 28^{+6}$ 周，$29 \sim 32^{+6}$ 周，$33 \sim 36^{+6}$ 周，$37 \sim 41$ 周（每周 1 次）。有高危因素者，应酌情增加次数。

2. 产前检查的内容见表 2 - 1。

二、推算预产期（EDC）

按末次月经第一日算起，月份加 9 或减 3，日数加 7。举例如下。

1. 末次月经为 2018 年 3 月 5 日，则 3 + 9 = 12 月，5 + 7 = 12 日，其预产期为：2018 年 12 月 12 日。

2. 末次月经为 2018 年 5 月 25 日，则 5 - 3 = 2 月，25 + 7 = 32 日，其预产期为：2019 年 3 月 4 日（注：2018 年 2 月份为 28 天）。

三、推算孕周

孕周以周数 + 天数表示，如 12^{+5} 周、39^{+1} 周。常用末次月经推算法：从末次月经日期开始至当日，已妊娠天数除以 7，即可得到周数，未除尽者为剩余天数。

例：某孕妇末次月经为 2018 年 3 月 15 日，至 2018 年 9 月 15 日时妊娠天数（妊娠经过 3、5、7、8 月为 31 天，4、6 月为 30 天）共计为 184 天，184 ÷ 7 = 26 周余 2 天，

其孕周表示为 26^{+2} 周。

表 2 - 1　不同孕周产前检查内容

孕周	常规检查内容	备查内容
6~13^{+6}周	1. 妊娠早期 B 型超声检查确诊为宫内妊娠 2. 建立妊娠期保健手册 3. 推算预产期、确定孕周 4. 评估妊娠高危因素 5. 测量血压、体重、胎心率 6. 血常规、尿常规、血型（ABO 和 Rh）、心电图、空腹血糖、肝肾功能、HBsAg、梅毒螺旋体和 HIV 初筛检查等	1. HCV 筛查 2. 地中海贫血和甲状腺功能筛查 3. 宫颈细胞学检查 4. 宫颈分泌物检测淋球菌、沙眼衣原体和细菌性阴道病的检测 5. 妊娠 11~13^{+6} 周 B 型超声测量胎儿 NT 厚度 6. 妊娠 10~12 周绒毛活检
14~19^{+6}周	1. 分析首次产前检查结果 2. 测血压、体重、宫底高度、腹围、胎心率 3. 妊娠中期（15~20 周）非整倍体母体血清学筛查	羊膜腔穿刺检查胎儿染色体
20~23^{+6}周	1. 测血压、体重、宫底高度、腹围、胎心率 2. 胎儿系统 B 型超声筛查（18~24 周） 3. 血常规、尿常规	宫颈评估（B 型超声下测量宫颈长度，早产高危者）
24~27^{+6}周	1. 测血压、体重、宫底高度、腹围、胎心率 2.75g OGTT 试验 3. 血常规、尿常规	1. 抗 D 滴度复查（Rh 阴性者） 2. 宫颈阴道分泌物 fFN 检测
28~31^{+6}周	1. 血压、体重、宫底高度、腹围、胎心率、胎位 2. 产科 B 型超声检查 3. 血常规、尿常规	B 型超声检查测量宫颈长度或宫颈阴道分泌物 fFN 检测
32~36^{+6}周	1. 血压、体重、宫底高度、腹围、胎心率、胎位 2. 血常规、尿常规	1. GBS 筛查（35~37 周） 2. 肝功能、血清胆汁酸（怀疑有 ICP 者） 3. 心电图（高危者） 4. NST 检查（34 周开始）
37~41^{+6}周	1. 血压、体重、宫底高度、腹围、胎心率、胎位、是否衔接、宫颈检查（Bishop 评分） 2. 血常规、尿常规 3. NST 检查（每周 1 次）	1. 产科 B 型超声检查 2. 评估分娩方式

【注意事项】

对月经不规律、记不清末次月经日期或哺乳期月经未来潮而妊娠者，应采用超声检查来协助推算预产期。若根据末次月经推算的孕周与妊娠早期超声检查推算的孕周时间间隔超过 5 日，则应根据妊娠早期超声检查结果校正预产期。妊娠早期超声检测胎儿头臀长（CRL）是估计孕周最准确的指标。对妊娠早期未进行超声检查者，可以根据早孕反应出现的时间、胎动开始时间、宫底高度等进行综合判定，必要时更正预产期。

项目二 骨盆测量

【实训目的】

1. 能正确使用骨盆测量器进行骨盆测量。

2. 熟练掌握女性骨盆测量各径线名称、起止点及正常值范围。能对测量结果进行初步分析。

3. 培养认真、严谨、求实的学习态度及作风。

【实训用物】

骨盆测量器（图2－1）、女性骨盆模型或孕妇模型、一次性检查单、检查床。

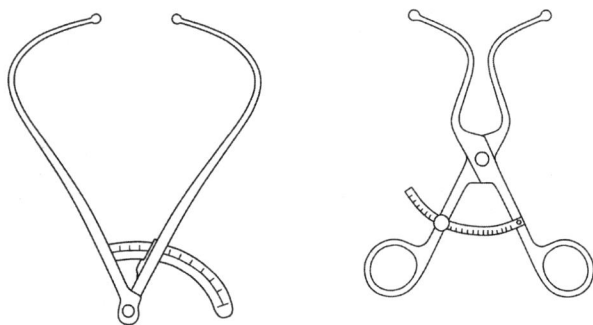

图2－1 骨盆测量器

【实训内容】

1. 向孕妇解释骨盆测量的目的和意义，取得孕妇配合。

2. 孕妇排空膀胱后协助其仰卧于检查床，检查者站在孕妇的右侧。

3. 测量骨盆

（1）骨盆内测量 分娩前或产时，需要确定骨产道情况时，应进行骨盆内测量。

1）对角经 为耻骨联合下缘至骶岬前缘中点的距离。正常值为12.5～13cm，此值减去1.5～2.0cm为骨盆入口前后径长度，又称真结合径。检查者将一手的示、中指伸入阴道，用中指尖触到骶岬上缘中点，示指上缘紧贴耻骨联合下缘，另一手示指固定标记此接触点，抽出阴道内的手指测量中指尖到此接触点距离即为对角径（图2－2）。

2）坐骨棘间径 为测量两坐骨棘间的距离，正常值约为10cm。测量方法是一手示、中指放入阴道内，分别触及两侧坐骨棘，估计其间的距离（图2－3）。

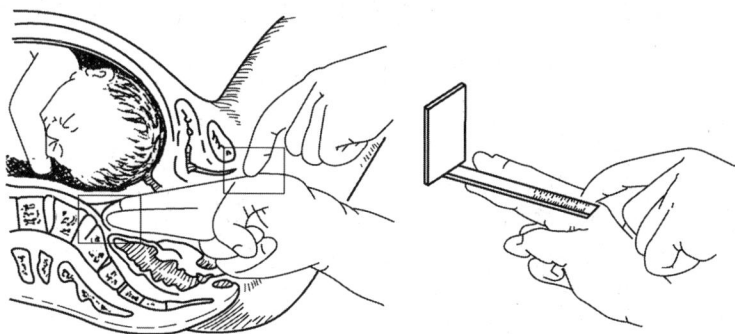

图 2 - 2 对角径的测量

3）坐骨切迹宽度 代表中骨盆后矢状径其宽度为坐骨棘与骶骨下部间的距离，即骶棘韧带宽度。将阴道内的示指置于韧带上移动，若能容纳 3 横指（5.5～6cm）为正常，否则属中骨盆狭窄（图 2 - 4）。

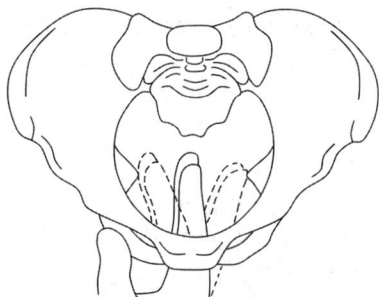

图 2 - 3 测量坐骨棘间径

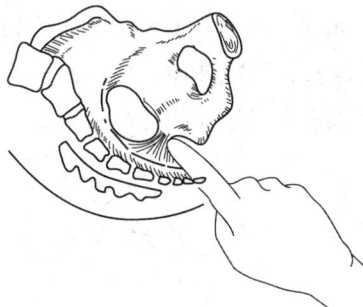

图 2 - 4 测量坐骨切迹宽度

4）出口后矢状径 为坐骨结节间径中点至骶骨尖端的长度。检查者戴指套的右手示指伸入孕妇肛门向低骨方向，拇指置于孕妇体外骶尾部，两指共同找到骶骨尖端，将骨盆出口测量器一端放在坐骨结节间径的中点，另一端放在骶骨尖端处，测量器标出的数字即为出口后矢状径值，正常值为 8～9cm（图 2 - 5）。

（2）骨盆外测量

1）持骨盆测量器并进行校正归零。

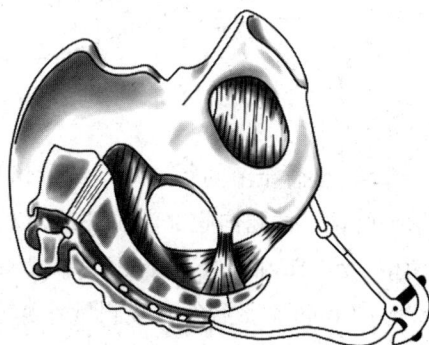

图 2 - 5 测量出口后矢状径

2）髂棘间径（IS） 孕妇取伸腿仰卧位，双手持骨盆测量器左右示指分别触摸髂前上棘外缘，确定后，将测量器两端放于该处测量两髂前上棘外缘间的距离，髂棘间径正常值为 23～26cm（图 2 - 6）。

3）髂嵴间径（IC） 孕妇取伸腿仰卧位，测量两髂嵴外缘最宽的距离，髂嵴间径正常值为 25~28 cm。髂棘间径和髂嵴间径可间接反映骨盆入口横径的大小（图 2 -7）。

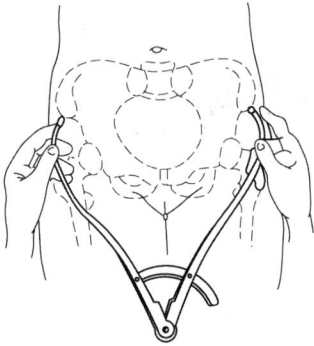

图 2 - 6　髂棘间径测量

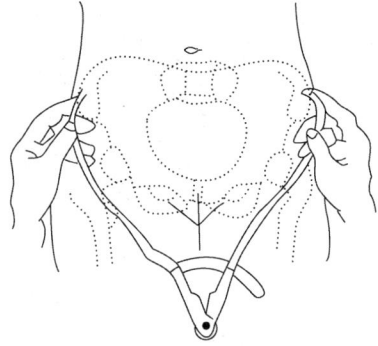

图 2 - 7　髂嵴间径测量

4）骶耻外径（EC）　孕妇取左侧卧位，右腿伸直，左腿屈曲，测量第 5 腰椎棘突下（相当于米氏菱形窝的上角或相当于髂嵴后连线中点下 1~1.5cm 处）至耻骨上缘中点的距离，骶耻外径正常值为 18~20cm。此径线间接反映骨盆入口前后径大小，是骨盆外测量中最重要的径线（图 2 -8）。

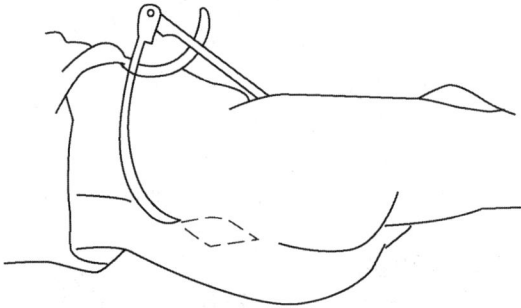

图 2 - 8　骶耻外径测量

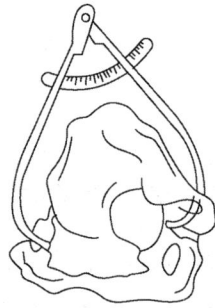

5）坐骨结节间径（IT）或称出口横径（TO）　孕妇取仰卧位，两腿向腹部弯曲外展，双手分别抱双膝，测量两坐骨结节内侧缘间的距离，坐骨结节间径正常值为 8.5~9.5cm。此径线直接测量骨盆出口横径长度，若径线小于 8cm，应加测出口后矢状径，如出口横径加后矢状径之和大于 15cm，一般足月胎儿可以经阴道分娩（图 2 -9）。

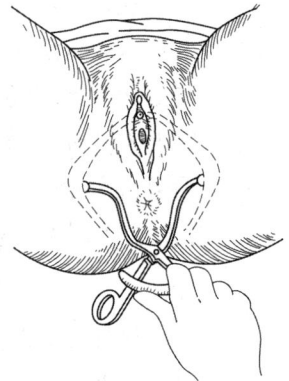

（3）耻骨弓角度　孕妇取膀胱截石位，检查者两手拇指尖斜着对拢，置于耻骨联合下缘，两拇指平放在耻骨降支上面，测量两拇指间的角度。耻骨弓角度正常值为 90°，小于 80° 为不正常。此角度反映骨盆出口横径的宽度（图

图 2 - 9　坐骨结节间径测量

2 – 10）。

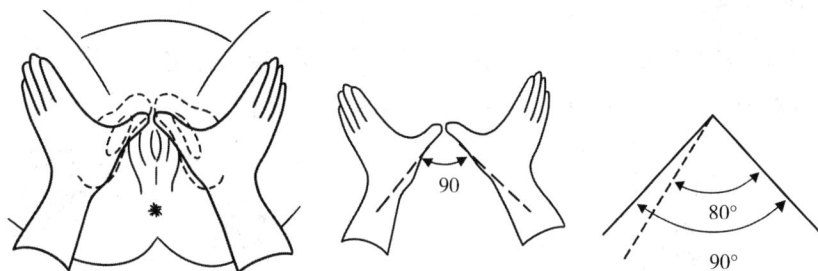

图 2 – 10　耻骨弓角度测量

4. 检查完毕，协助孕妇整理衣裤，下检查床。

5. 整理用物、洗手，记录并分析骨盆测量结果。

【注意事项】

1. 检查过程中注意保暖，动作轻柔，关心体贴孕妇。各条径线取点正确、规范，测量数据准确。

2. 骨盆是胎儿娩出的必经通道，其大小、形态和各径线的长短直接关系到分娩能否顺利进行。临床测量骨盆的方法包括骨盆外测量和骨盆内测量，骨盆测量可间接反映骨盆的大小和形态，是产前检查必不可少的项目。

3. 初孕妇及有难产史的孕妇，在初次产前检查时，均应常规做骨盆测量及检查。入院待产或已经临产孕妇，接诊医生必须再次进骨盆测量，结合胎儿大小估计头盆是否相称，协助制定诊疗方案。

4. 已有充分证据表明测量髂棘间径、髂嵴间径、骶耻外径并不能预测产时头盆不称，无需常规测量。但怀疑骨盆出口狭窄时，可测量坐骨结节间径和耻骨弓角度。

项目三　腹部检查

【实训目的】

1. 掌握宫高、腹围测量、腹部四步触诊法的目的及检查方法。并学会通过宫高、腹围的测量及四步触诊估计胎儿的大小及是否与孕周相符，能判断胎产式、胎先露、胎方位及胎先露是否衔接等。

2. 能准确找到胎心听诊部位听取胎心，并能判断胎心是否正常。能进行电子胎心监护并读取、分析报告。

3. 具有认真勤奋的学习态度、爱伤情操和严谨求实的作风。

【实训用物】

孕妇模型、胎儿模型、软尺、一次性检查单、检查床、体重秤、胎心听筒（图2-11）或多普勒胎心仪（图2-12）、耦合剂、卫生纸、有秒针的手表。

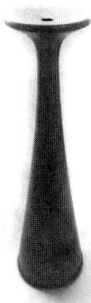

图2-11　胎心听筒

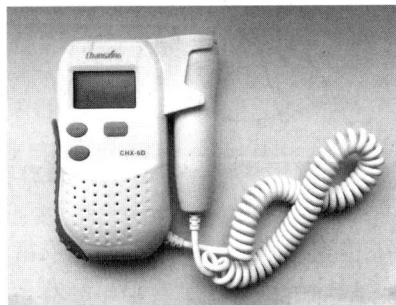

图2-12　多普勒胎心仪

【实训内容】

1. 向孕妇解释检查的目的和意义，嘱孕妇排空膀胱，配合检查。调节室温，检查室舒适安静、光线适宜、屏风遮挡，以保护孕妇的隐私。

2. 双手清洁温暖，协助孕妇仰卧于检查床，双腿略屈曲分开，放松腹部。

3. 检查者站在孕妇的右侧，让孕妇暴露腹部，观察腹部形状和大小、有无妊娠纹、水肿、静脉曲张及手术瘢痕等。

4. 左手置于子宫底部，初步估计宫底高度是否与孕周相符。

5. 测量宫高、腹围　孕妇双下肢伸直，用一软尺沿子宫弧度测量子宫底到耻骨联合上缘中点的距离，读出数值并记录，即为子宫底长度（图2-13，表2-2）。将软尺经脐部绕腹一周（宫底位于脐下者绕子宫突起最高点）读出数值并记录，即为腹围大小（图2-14）。

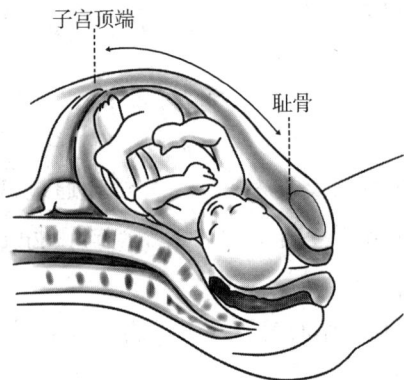

图2-13　测量子宫底长度

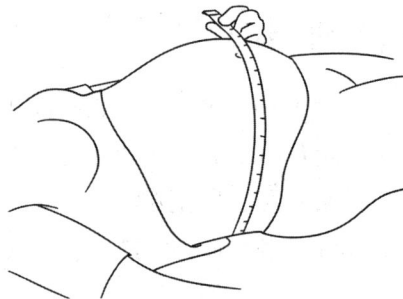

图2-14　测量腹围

表 2 - 2　不同妊娠周数的子宫底高度及子宫长度

参数	手测子宫底高度	尺测耻上子宫长度（cm）
12 周末	耻骨联合上 2 ~ 3 横指	
16 周末	耻骨联合与脐之间	
20 周末	脐下 1 横指	18（15.3 ~ 21.4）
24 周末	脐上 1 横指	24（22.0 ~ 25.1）
28 周末	脐上 3 横指	26（22.4 ~ 29.0）
32 周末	脐与剑突之间	29（25.3 ~ 32.0）
36 周末	剑突下 2 横指	32（29.8 ~ 34.5）
40 周末	脐与剑突之间或略高	33（30.0 ~ 35.3）

6. 四步触诊　做前三步手法时，检查者面向孕妇脸部，做第四步手法时，检查者面向孕妇足端。

（1）第一步　检查者双手置于子宫底部，手测宫底高度，根据其高度估计胎儿的大小是否与孕周相符。然后以两手指腹相对交替轻推，判断宫底部的胎儿部分。若为胎头则圆而硬有浮球感；如为胎臀则软而宽，形状不规则（图 2 - 15）。

（2）第二步　确定胎产式后，检查者两手掌分别置于腹部左右两侧，两手交替检查。一手固定，另一手轻轻深按检查，仔细分辨胎背及胎儿四肢的位置。触到平坦饱满部分为胎背，并确定胎背向前、向侧方或向后。触到可变形的高低不平部分为胎儿的肢体，有时可以感到胎儿肢体活动（图 2 - 16）。

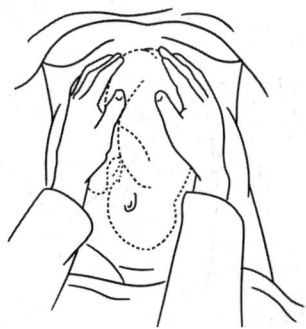

图 2 - 15　四部触诊第一步

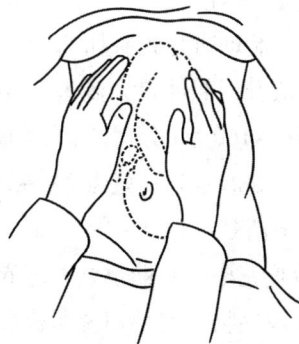

图 2 - 16　四部触诊第二步

（3）第三步　检查者右手拇指与其他 4 指分开，置于耻骨联合上方，轻轻深压，握住胎儿先露部，进一步查清是胎头或胎臀（验证第一步检查结果）；左右推动以确定是否衔接。若胎先露部仍可以左右移动，表示尚未衔接；若不能被推动，表示已衔接（图 2 - 17）。

（4）第四步　检查者两手分别置于胎先露部的两侧，向骨盆入口方向向下深按，进一步核实胎先露部的诊断是否正确，并确定胎儿先露部入盆（衔接）的程度（图2－18）。若左右轻轻推动先露部，活动度较大且先露部居骨盆入口以上者称胎头"浮"；若仅部分入盆稍活动，称"半固定"（或半衔接）；不能活动者称"固定"（完全衔接）。先露为胎头时，一手能顺利进入骨盆入口，另一手则被胎头隆起部阻挡，该隆起部称胎头隆突。枕先露时，胎头隆突为额骨，与胎儿肢体同侧；面先露时，胎头隆突为枕骨，与胎背同侧。

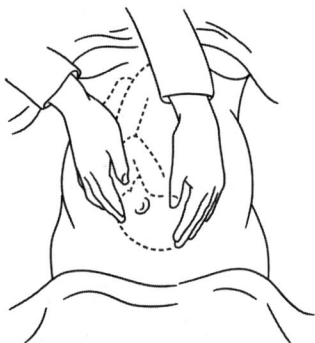

图 2－17　四部触诊第三步

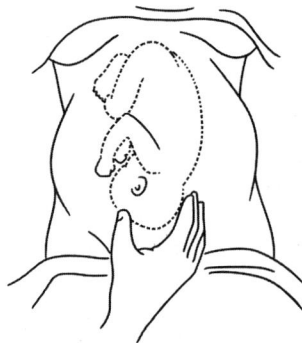

图 2－18　四部触诊第四步

7. 听诊　通过四部触诊确定胎背的位置及胎心听诊区域，胎心在靠近胎背上方（胎头方为上）听得最清楚。头先露时，胎心在脐右（左）下方；臀先露时，胎心在脐右（左）上方；肩先露时，胎心在靠近脐部下方听得最讲清楚。在听诊区域的孕妇腹壁皮肤上涂上耦合剂，将胎心听筒或多普勒胎心仪置于听诊区域听取胎心频率、节律、强度，胎动时是否有加速等，听诊 1 分钟并记录结果。胎心音呈双音，似钟表"滴答"声，速度较快，正常胎心频率为 $110 \sim 160$ 次/分。妊娠 24 周前，胎心音多在脐下正中或偏左、偏右听到；妊娠 24 周以后，胎心音多在胎背所在侧听得最清楚（图 2－19）。

8. 检查完毕，协助孕妇整理衣裤，下检查床。

9. 整理用物，向孕妇说明检查情况及孕期注意事项。

10. 洗手并记录和绘制妊娠图，预约下次检查时间。

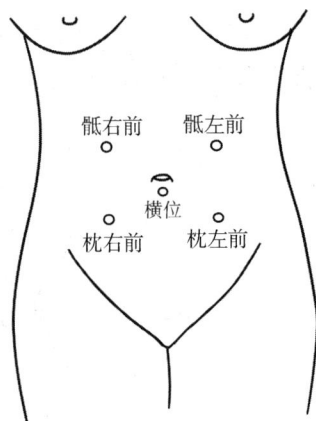

图 2－19　胎心听诊部位

【注意事项】

1. 腹部检查是孕产妇产前检查的重要手段，通过测量宫高和腹围及四步触诊法可以判定胎产式、胎先露、胎方位、胎先露是否衔接、子宫大小是否与孕周相符、羊水量的多少，并估计胎儿的大小，胎儿体重（g）＝宫高（cm）×腹围（cm）±200（g）。

2. 用软尺测量腹围和宫高时，软尺松紧要适宜，如果腹围和宫高增长缓慢，不符合孕周，应注意胎儿生长受限。

3. 利用胎心多普勒，在妊娠 12 周左右就能清晰听到胎心音。妊娠 18～20 周用一般听诊器经孕妇腹壁能够听到胎心音。听胎心时，应注意胎心的频率、节律是否齐，注意与子宫杂音、脐带杂音、孕妇腹主动脉音相鉴别。临产产妇在宫缩间歇期听胎心。

4. 做腹部检查时，检查者手要温暖，用力度适当，不宜过重或过轻。

项目四　胎姿势、胎产式、胎先露及胎方位

【实训目的】

1. 能熟练掌握胎先露、胎产式、胎方位的概念。
2. 能指出不同先露的胎儿指示点。
3. 根据腹部检查、肛诊或阴道诊判别胎方位。

【实训用物】

宫内胎儿发育模型、女性骨盆模型或孕妇模型。

【实训内容】

一、胎姿势

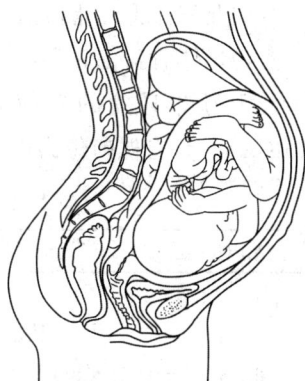

图 2-20　胎姿势

胎姿势为胎儿在子宫内的姿势，简称胎势（图 2-20）。正常的胎势为胎头俯屈，下颌贴近胸壁，脊柱略向前弯，两髋关节、膝关节屈曲，四肢交叉于胸腹前，整个胎体呈椭圆形，以适应妊娠晚期子宫腔的形状。由于胎势不同，可有不同的胎产式、胎先露和胎方位。

二、胎产式

胎体纵轴与母体纵轴的关系称胎产式。胎体纵轴与母体纵轴平行者为纵产式（最常见）；胎体纵轴与母体纵轴垂直者为横产式；胎体纵轴与母体纵轴交叉呈角度者为斜产式。在分娩过程中，斜产式可转为纵产式或横产式（图 2-21）。

三、胎先露

最先进入骨盆入口的胎儿部分称胎先露。纵产式有头先露和臀先露，横产式有肩先露。头先露又分为枕先露、前囟先露、额先露和面先露，临床上最常见的为枕先露。

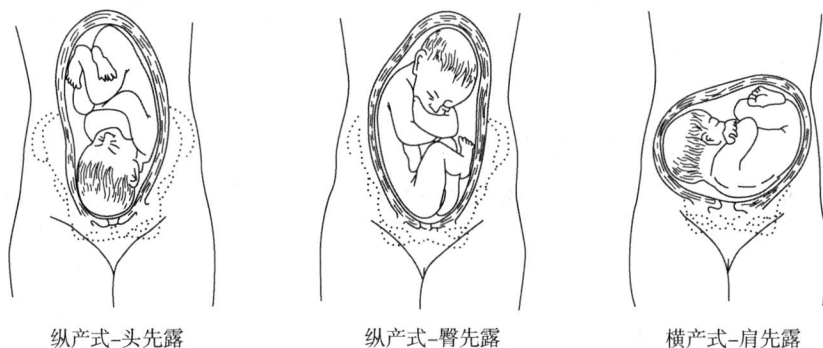

| 纵产式-头先露 | 纵产式-臀先露 | 横产式-肩先露 |

图 2-21 胎产式

臀先露又分为混合臀先露、单臀先露、单足先露和双足先露。偶尔可见胎儿头先露或臀先露与胎手或胎足同时入盆，称为复合先露。

四、胎方位

胎儿先露部的指示点与母体骨盆的关系称为胎方位，简称胎位（表2-3）。根据指示点与母体骨盆前、后、左、右、横的关系而有不同的胎位。例如枕先露时，胎头枕骨位于母体骨盆的左前方或右前方，胎位分别为枕左前位（LOA）或枕右前位（ROA）。只有枕前位为正常胎位，其余均属异常胎位。

表 2-3 各种胎产式、胎先露、胎先露指示点及胎方位

胎产式	胎先露	先露指示点	胎方位	
纵产式	头先露 — 枕先露	枕骨"O"	枕左前（LOA） 枕左横（LOT） 枕左后（LOP）	枕右前（ROA） 枕右横（ROT） 枕右后（ROP）
	面先露	颏骨"M"	颏左前（LMA） 颏左横（LMT） 颏左后（LMP）	颏右前（RMA） 颏右横（RMT） 颏右后（RMP）
	臀先露	骶骨"S"	骶左前（LSA） 骶左横（LST） 骶左后（LSP）	骶右前（RSA） 骶右横（RST） 骶右后（RSP）
横产式	肩先露	肩胛骨"Sc"	肩左前（LScA） 肩左后（LScP）	肩右前（RScA） 肩右后（RScP）

项目五　电子胎心监护

【实训目的】

1. 掌握电子胎心监护的意义及操作方法。

2. 能独立使用电子胎心监护仪进行胎儿监护。

3. 能解读及分析电子胎心监护结果。

4. 培养认真、严谨、求实、体贴患者的作风。

【实训用物】

孕妇模型或多功能分娩模型、电子胎心监护仪及报告纸、听诊器、耦合剂、卫生纸、笔、有秒针的手表等。

【实训内容】

1. 告知电子胎心监护的意义并取得孕妇合作。

2. 嘱孕妇排空膀胱；调节室温，舒适安静，光线适宜，屏风遮挡以保护隐私。检查者洗手，戴口罩、帽子，双手温暖。

3. 协助孕（产）妇取舒适仰卧位或半坐位，暴露腹部，教会孕妇使用胎动计数器，嘱其感到胎动时立即按下记录器按钮。

4. 运用四步触诊法检查胎方位及确定胎心听诊位置，胎心探头涂耦合剂后用具有弹性的腹带固定于胎心音最强位置，宫腔压力探头置于宫底下约两横指处，用弹性腹带固定（图2-22）。

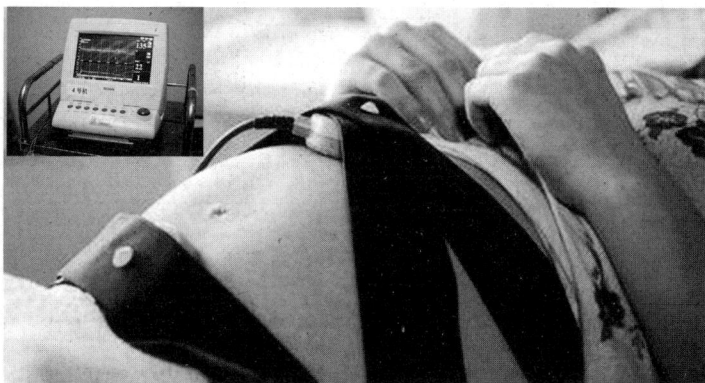

图2-22 电子胎心监护

5. 接通电源，打开电子胎心监护仪，观察仪器屏幕上显示出的胎心率基线与宫腔压力的变化，并将记录打印出来进行分析判断胎儿储备能力情况及有无缺氧等。至少监测15～20分钟，若20分钟内无胎动者，可通过轻轻推动胎儿、改变孕（产）妇的体位、声响刺激等方式使睡眠中的胎儿觉醒，再延长监测15～20分钟。

6. 确定监测结束后，关掉电源，取下监测探头，用卫生纸擦去孕（产）妇腹壁上的耦合剂，协助其整理衣裤、下检查床。

7. 整理用物，分析检查结果并记录。

【知识链接】

一、电子胎心监护

电子胎心监护（EFM）指征主要有：①母体因素，存在妊娠高血压综合征、严重贫血、血管疾病、糖尿病；②胎儿因素，胎膜早破、羊水过少、过期妊娠、胎心率听诊显示异常、羊水粪染以及早产；③入院待产的孕妇。

近年来，电子胎心监护在产前和产时的应用越来越广泛，已经成为产科不可缺少的辅助检查手段。其优点是能连续观察并记录胎心率（FHR）的动态变化，同时描记子宫收缩和胎动情况，反映三者间的关系。其中基线变异是最重要的评价指标。

（1）胎心率基线（BFHR） 指任何 10 分钟内胎心率平均水平（除外胎心加速、减速和显著变异的部分），至少观察 2 分钟以上的图形，该图形可以是不连续的（图 2 -23）。①正常胎心率基线：110～160 次/分；②胎儿心动过速：胎心基线 >160 次/分；③胎儿心动过缓：胎心基线 <110 次/分。基线摆动活跃表示胎儿有一定的储备能力，是胎儿健康的表现。FHR 基线变异消失，提示胎儿储备能力丧失。

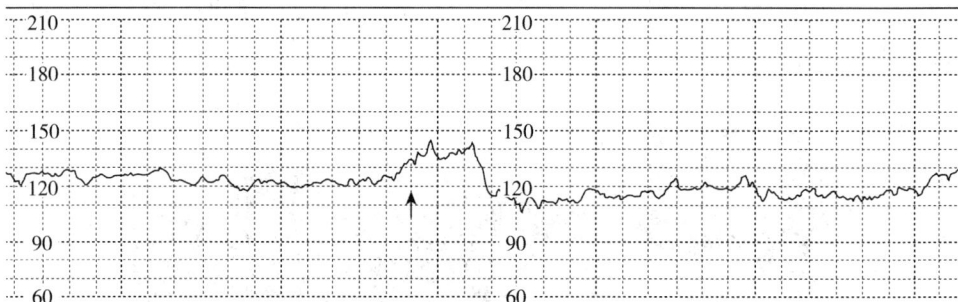

图 2 - 23 胎心基线与摆动

（2）胎心率基线变异 指每分钟胎心率自波峰到波谷的振幅改变。按照振幅波动程度分为：①变异消失，振幅波动完全消失；②微小变异，振幅波动≤5 次/分；③中等变异（正常变异），振幅波动 6～25 次/分；④显著变异，振幅波动 >25 次/分。

（3）胎心加速 指基线胎心率显著增加，从开始到波峰时间 <30 秒。从胎心率开始加速至恢复到基线胎心率水平的时间为加速时间。妊娠≥32 周胎心加速标准：胎心加速≥15 次/分，持续时间 >15 秒，但不超过 2 分钟。妊娠 <32 周胎心加速标准：胎心加速 ≥ 10 次/分，持续时间 >10 秒，但不超过 2 分钟。延长加速：胎心加速持续 2 ～10 分钟。胎心加速≥10 分钟则考虑胎心率基线变化。

（4）胎心减速

1）早期减速 指伴随宫缩出现的减速，通常是对称地、缓慢地下降到最低点再恢复到基线。减速的开始到胎心率最低点的时间≥30 秒，减速的最低点常与宫缩的峰值同时出现；一般来说，减速的开始、最低值及恢复与宫缩的起始、峰值及结束同步（图2-24）。

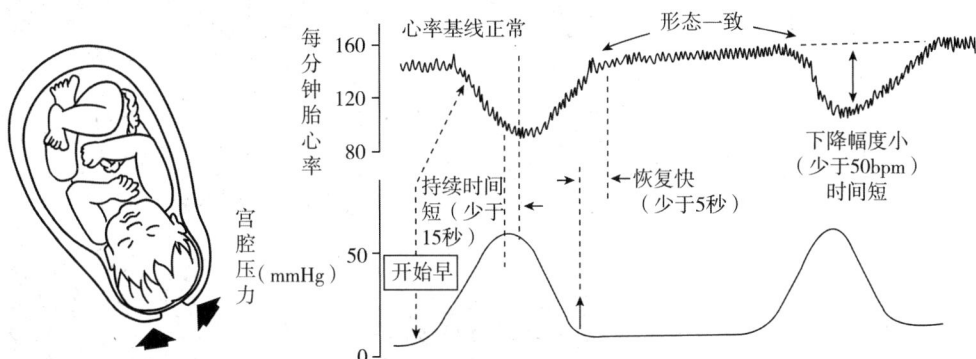

图2-24　早期减速

2）晚期减速　指伴随宫缩出现的减速，通常是对称地、缓慢地下降到最低点再恢复到基线。减速的开始到胎心率最低点的时间≥30秒，减速的最低点通常晚于宫缩峰值；一般来说，减速的开始、最低值及恢复分别延后于宫缩的起始、峰值及结束。晚期减速主要与胎盘功能不良、胎儿缺氧有关（图2-25）。

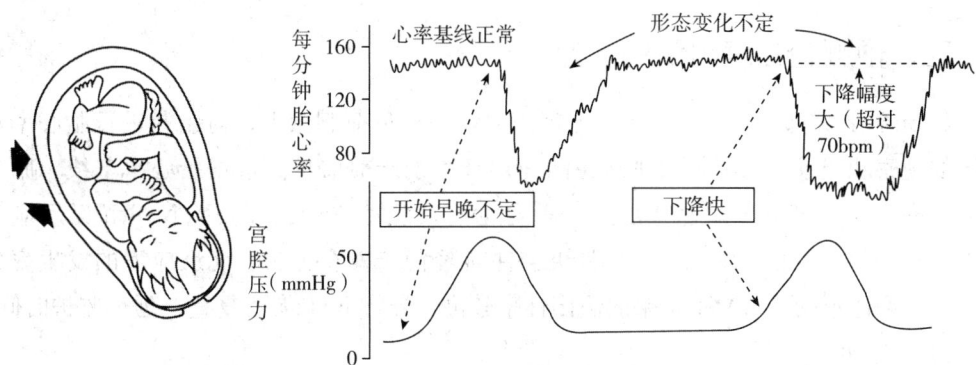

图2-25　晚期减速

3）变异减速　指突发的显著的胎心率急速下降。减速的开始到最低点的时间＜30秒，胎心率下降≥15次/分，持续时间≥15秒，但小于2分钟。当变异减速伴随宫缩时，减速的起始、深度和持续时间与宫缩之间无固定规律。典型的变异减速（图2-26）是先有一初始加速的肩峰，紧接一快速的减速，之后快速恢复到正常基线伴有一继发性加速（双肩峰）。

4）延长减速　指明显的低于基线的胎心率下降。减速程度≥15次/分，持续时间≥2分，但不超过10分钟。胎心减速≥10分钟则考虑胎心率基线变化。

5）反复性减速　指20分钟观察时间内，≥50%的宫缩均伴发减速。

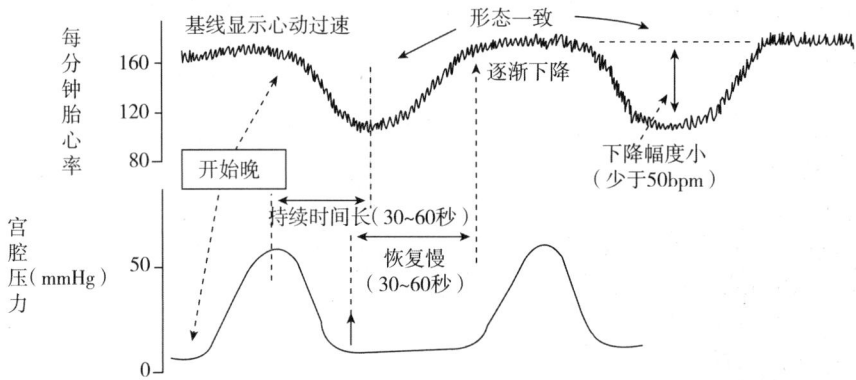

图 2 - 26 变异减速

6）间歇性减速　指 20 分钟观察时间内，<50% 的宫缩伴发减速。

（5）正弦波形　胎心率基线呈现平滑的类似正弦波样摆动，频率固定，3～5 次/分，持续≥20 分钟

（6）宫缩　正常宫缩：观察 30 分钟，10 分钟内有 5 次或者 5 次以下宫缩；宫缩过频：观察 30 分钟，10 分钟内有 5 次以上宫缩。当宫缩过频时应记录有无伴随胎心率变化。

二、预测胎儿宫内储备能力

1. 无应激试验（NST）　指在无宫缩、无外界负荷刺激下，对胎儿进行胎心率宫缩图的观察和记录，以了解胎儿储备能力，常用于产前监护。根据胎心率基线、胎动时胎心率变化（变异、减速或加速）等分为有反应型 NST、可疑型 NST 和无反应型 NST（表 2 - 4）。妊娠 28～32 周的胎儿自主神经尚未发育完善，无反应型的发生率为 30%。需要注意的是，NST 结果的假阳性率较高，异常 NST 需要复查，延长监护时间，必要时行生物物理评分。

表 2 - 4　NST 的评估及处理

参数	反应性 NST（有反应型）	可疑型 NST（可疑型）	无反应型 NST（无反应型）
胎心率基线	110～160 次/分	100～110 次/分；>160 次/分，<30 分钟	胎心过缓<100 次/分 胎心过速>160 次/分，>30 分钟
变异	6～25 次/分 ≤5 次/分（变异缺失及微小变异），持续<40 分钟	≤5 次/分，持续 40～80 分钟内	≤5 次/分，持续≥80 分钟 ≥25 次/分，持续>10 分钟 正弦波形
减速	无减速或偶发变异，减速持续<30 秒	变异减速持续 30～60 秒	变异减速持续≥60 秒 晚期减速

参数	反应性 NST（有反应型）	可疑型 NST（可疑型）	无反应型 NST（无反应型）
加速（≥32 周）	40 分钟内 2 次或 2 次以上加速超过 15 次/分，持续 15 秒	40~80 分钟内 2 次以下加速超过 15 次/分，持续 15 秒	大于 80 分钟 2 次以下加速超过 15 次/分，持续 15 秒
加速（≤32 周）	40 分钟内两次或 2 次以上加速超过 10 次/分，持续 10 秒	40~80 分钟内 2 次以下加速超过 10 次/分，持续 10 秒	大于 80 分钟 2 次以下加速超过 10 次/分，持续 10 秒
处理	观察或进一步评估	需要进一步评估（复查 NST）	复查；全面评估胎儿状况；生物物理评分；及时终止妊娠

无应激试验与超声联合检测胎儿生物物理监测，用以了解胎儿宫内缺氧和酸中毒情况。先做无应激试验（NST），若表现为无反应型，可做缩宫素激惹试验。

2. 缩宫素激惹试验（OCT） 指通过诱导子宫收缩，并用胎儿监护仪记录胎心率变化，了解胎盘于子宫收缩时一过性缺氧的负荷变化，测定胎儿的储备能力。OCT 可用于产前监护及引产时胎盘功能的评价。OCT 图形的判读主要基于是否出现晚期减速和变异减速（表 2-5）诱导宫缩产生，可通过静脉内滴注缩宫素（将缩宫素 2.5U 加入 5% 葡萄糖液 500ml 中静脉滴注，自 8 滴/分钟开始，逐渐增加至有效子宫收缩 3 次/10 分钟后进行监护）和乳头刺激法（透过衣服摩擦乳头 2 分钟直到产生宫缩）刺激子宫收缩。

表 2-5 OCT 的评估及处理

项目	阴性（正常）	可疑	阳性（异常）
宫缩	宫缩正常（≤5 次/10 分钟）	宫缩过频（>5 次/10 分钟）	宫缩过频（>5 次/10 分钟）
减速	没有晚期减速或重度变异减速	间断出现晚期减速或重度变异减速；宫缩伴胎心减速，间歇 >90 秒；出现无法解释的监护图形	>50% 的宫缩伴随晚期减速
处理	常规监护，暂不需要采取特殊措施	综合考虑临床情况、持续胎儿监护、采取其他评估方法来判断胎儿有无缺氧，可能需要宫内复苏来改善胎儿状况	立即采取措施纠正胎儿缺氧，包括改变孕妇体位、给孕妇吸氧、停止所宫缩使用、抑制宫缩、纠正孕妇低血压等措施，如果均不奏效，应该紧急终止妊娠

3. 产时胎心监护图形的判读 产程过程中，为了避免不必要的剖宫产，推荐采用产时胎心监护图形的三级判读系统（表 2-6）。该判读系统参照 2009 年《美国妇产科医师学会（ACOG）指南》及 2015 年中华医学会围产医学分会制定的《电子胎心监护应用专家共识》。

表 2 – 6 三级电子胎心监护判读标准

Ⅰ 类

电子胎心监护时需同时满足下列条件：

①胎心率基线 110 ~ 160 次/分

②基线变异为中度变异

③无晚期减速及变异减速

④存在或者缺乏早期减速

⑤存在或者缺乏加速

Ⅰ类电子胎心监护结果提示胎儿酸碱平衡正常，可常规监护，不需采取特殊措施

Ⅱ 类

除Ⅰ类和Ⅲ类胎心监护的其他情况均划分为Ⅱ类

尚不能说明存在胎儿酸碱平衡紊乱，但应综合考虑临床情况、持续胎心监护、采取其他评估方法来判断胎儿有无缺氧，可能需要宫内复苏来改善胎儿状况

Ⅲ 类

（1）胎心率基线无变异且存在下面之一：

①复发性晚期减速

②复发性变异减速

③胎心过缓（胎心率基线 < 110 次/分）

（2）正弦波型：提示在观察时胎儿存在酸碱平衡失调即胎儿缺氧，应该立即采取措施纠正胎儿缺氧，包括改变孕妇体位、给孕妇吸氧、停止所宫缩使用、抑制宫缩、纠正孕妇低血压等措施，如果均不奏效，应该紧急终止妊娠

（3）胎儿生物物理监测（BPP）：是综合电子胎心监护及超声检查所示某些生理活动，以判断胎儿有无急、慢性缺氧的一种产前监护方法，以供临床参考。常用 Manning 评分法（表 2 – 7）

表 2 – 7　Manning 评分法

项目	2 分（正常）	0 分（异常）
无应激试验 （20 分钟）	≥2 次胎动伴胎心≥15bpm， 持续≥15 秒	<2 次胎动伴胎心 <15bpm， 持续 <15 秒
胎儿呼吸运动 （30 分钟）	≥1 次，持续≥30 秒	无或持续 <30 秒
胎动 （30 分钟）	≥3 次躯干和肢体活动 （连续出现记一次）	≤2 次躯干和肢体活动 无活动或肢体完全伸展
肌张力	≥1 次躯干和肢体伸展复屈， 手指摊开合拢	无活动；肢体完全伸展； 伸展缓慢部分复屈
羊水量	最大羊水暗区垂直直径≥2cm	无或最大羊水暗区垂直 直径 <2cm

注：满分为 10 分，10 ~ 8 分无急慢性缺氧，8 ~ 6 分可能存在急慢性缺氧，6 ~ 4 分有急或慢性缺氧，4 ~ 2 分有急性缺氧伴慢性缺氧，0 分有急慢性缺氧。

【注意事项】

1. 胎心监护启动时机一般在妊娠 32～34 周；对于高危孕妇，胎心监护开始时间应提前至 26～28 周。

2. 胎心电子监护（EFM）的操作要点：①正确调试 EFM 仪器时间；②在 EFM 图纸上应标明孕妇姓名、住院号；③在 EFM 图纸上标注可能影响 EFM 结果的事件，并记录确切发生时间（如阴道检查、硬膜外麻醉等）；④负责医生应详细记录相关发现及发生时间，并签名；⑤产后负责医生应在 EFM 图纸上记录分娩方式及时间；⑥EFM 与病历资料一并妥善保存。

3. 固定带松紧适度，注意探头是否有滑脱现象，及时调整部位。

4. 每次监测 15～20 分钟，如有异常可延长时间。

5. 孕妇检查前 12 小时内无饮酒、咖啡和茶，未服用任何镇静剂等药物。

6. 进行 OCT 需备好氧气、子宫收缩抑制剂，同时做好急救胎儿窘迫及剖宫产的准备。

7. 有剖宫产史、妊娠晚期出血、胎膜早破、羊水异常、多胎、早产、过期妊娠、胎儿窘迫或严重妊娠合并症等禁忌证者，禁止行 OCT。

第三章　正常分娩

项目一　接产前准备及接产

【实训目的】

1. 掌握外阴冲洗、消毒的操作方法和接产的步骤及接产的要领。
2. 能熟练进行产时穿无菌手术衣、戴无菌手套及铺无菌巾的操作。
3. 学会与产妇沟通，关心、体贴产妇。

【实训用物】

产床，治疗车，助产模型，无菌接生包、无菌持物钳、无菌敷料缸，温肥皂水、清水、碘伏，棉球、纱布、棉签若干，橡胶单，气门芯或棉线，一次性会阴垫、治疗巾等。

【实训内容】

1. 送产妇至产房　初产妇宫口开全、经产妇宫口开大 6cm 且宫缩规律有力时，应将产妇送至产房，仰卧于产床上。

2. 监护宫缩及胎心　将手掌放于产妇腹壁，宫缩时宫体部隆起变硬，间歇期松弛变软。连续定时观察并记录宫缩持续时间、间歇时间及强度。胎心听诊仪于每次宫缩过后或宫缩间歇期每 5 分钟听胎心一次；或用胎儿监护仪连续监护宫缩和胎心。

3. 外阴消毒　产妇仰卧于产床上，两腿屈曲分开，露出外阴部，消毒外阴部 2～3 次，顺序为大阴唇→小阴唇→阴阜→两侧大腿内上 1/3→会阴→肛门周围（图 3-1）。消毒完毕，铺无菌巾于臀下。

4. 接生准备　接产者行外科洗手、消毒，穿无菌手术衣，戴无菌手套，打开产包，铺无菌巾准备接生。

5. 指导产妇使用腹压　让产妇双足蹬在产床上，两手握住产床上的把手，一旦出现宫缩，先深吸气屏住，然后如解大便样向下用力屏气以增加腹压。宫缩间歇时，产妇全身肌肉放松安静休息。宫缩再现时，再做同样的屏气动作，以加速产程进展。

6. 接生　接产者站于产妇右侧，准备好接产器械及新生儿断脐用的结扎线或气门芯。当胎头拨露使阴唇后联合紧张时，应开始保护会阴，接产者在会阴部盖上一块消

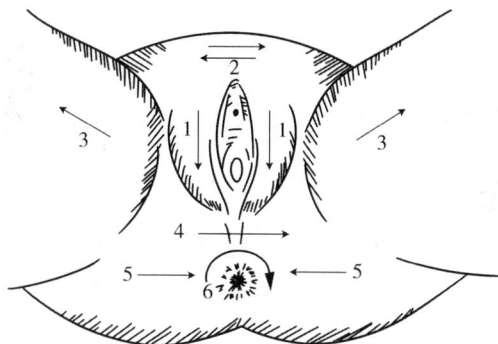

图 3 - 1 外阴冲洗、消毒顺序

毒巾，右手肘支在产床上，右手拇指与其余四指分开，利用手掌大鱼际肌顶住会阴部。每当宫缩时向上内方托压，同时左手轻轻下压胎头枕部，协助胎头俯屈（图 3 - 2），让胎头以最小径线（枕下前囟径）通过阴道口。宫缩间歇时，保护会阴的右手稍放松，以免压迫过久引起会阴水肿。当胎头枕部在耻骨弓下露出时，左手应按分娩机制协助胎头仰伸（图 3 - 3）。胎头娩出后，右手应注意保护会阴，左手自新生儿鼻根向下颏挤压，挤出口鼻内的黏液和羊水，然后协助胎头复位及外旋转，使胎儿双肩径与骨盆出口前后径一致。接产者左手将胎儿颈部向下轻压，使前肩自耻骨弓下先娩出（图 3 - 4），继之再托胎颈向上，使后肩从会阴前缘缓慢娩出（图 3 - 5）。双肩娩出后，右手方可放松，最后双手协助胎体及下肢相继以侧位娩出。及时记录胎儿娩出时间。胎儿娩出后将弯盘放于产妇臀下接血，以便计算出血量。

7. 新生儿处理 详见第三章实训项目二。

8. 协助胎盘娩出 当确定胎盘已完全剥离时，于宫缩时以左手握住宫底并按压，同时右手轻拉脐带，协助娩出胎盘。当胎盘娩出于阴道口时，接产者用双手捧住胎盘，向一个方向旋转并缓慢向外牵拉，协助胎盘、胎膜完整剥离。

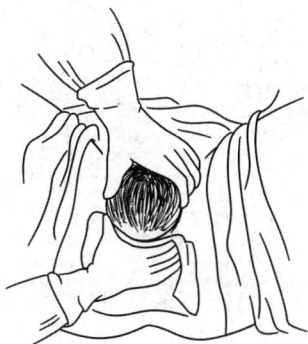

图 3 - 2 保护会阴协助胎头俯屈

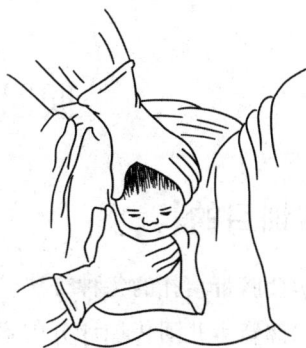

图 3 - 3 协助胎头仰伸

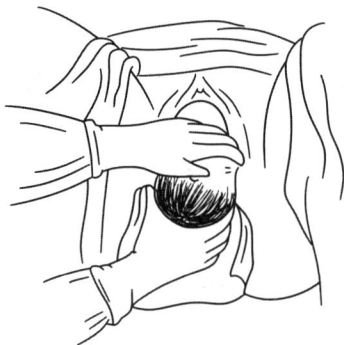

图 3-4　协助胎儿前肩娩出　　　　　　图 3-5　协助胎儿后肩娩出

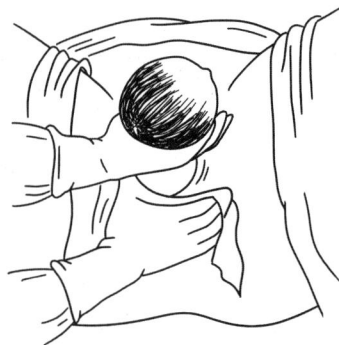

9. 检查胎盘、胎膜　将胎盘铺平，先检查胎盘母体面，查看胎盘小叶有无缺损。然后将胎盘提起，检查胎膜是否完整。再检查胎盘胎儿面边缘有无血管断裂，若有副胎盘、部分胎盘残留或部分胎膜残留时，应在无菌操作下伸手入宫腔内取出残留组织。

10. 检查软产道　胎盘娩出后，应仔细检查会阴、小阴唇内侧、尿道口周围、阴道、宫颈有无裂伤。

11. 产后观察　清理用物后产妇留在产房观察 2 小时，重点观察产妇的血压、脉搏、子宫收缩情况、宫底高度、阴道流血量、膀胱是否充盈及有无伤口周围血肿形成等，如发现异常及时处理。

【注意事项】

1. 胎儿娩出前，切记不能使用静脉推注或肌内注射缩宫素。

2. 胎头娩出后，不要急于娩胎肩，应立即清除口鼻腔黏液及羊水。

3. 严格无菌操作，正确保护会阴，胎肩娩出后才能放开保护会阴的手。

4. 胎盘未全部剥离不应强行压宫底或牵拉脐带，以免引起胎盘部分剥离甚至子宫内翻。

项目二　新生儿处理

【实训目的】

1. 学会脐带结扎的各种方法。

2. 掌握新生儿阿普加评分内容。

【实训用物】

血管钳、气门芯、棉线、脐带夹、组织剪、75% 乙醇、碘酒、棉签、脐带布等。

【实训内容】

1. 断脐 胎儿娩出后，在距离脐带根部 10～15cm 处，用两把血管钳夹住，在两钳之间剪断脐带（图 3-6）。

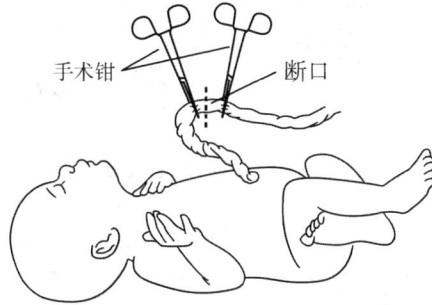

图 3-6 剪断脐带

2. 清理呼吸道 断脐后将新生儿轻柔地放在产台上，首先清理呼吸道，吸出新生儿口腔、鼻腔的黏液和羊水，以免发生吸入性肺炎。当确定呼吸道通畅而仍未啼哭时，可用手轻拍新生儿足底。新生儿大哭后即可断脐。

3. 结扎脐带 用 75% 乙醇消毒脐带根部及其周围，并行脐带结扎。结扎脐带的方法目前有丝线结扎法、气门芯结扎法、脐带夹结扎法、血管钳结扎法等，这里我们介绍两种常用的方法。

（1）双重丝线结扎法 在距脐根部 0.5cm 用无菌粗丝线结扎第一道，再在结扎线外 0.5cm 处结扎第二道，在第二道结扎线外 0.5cm 处剪断脐带，挤出残余血液（图 3-7）。

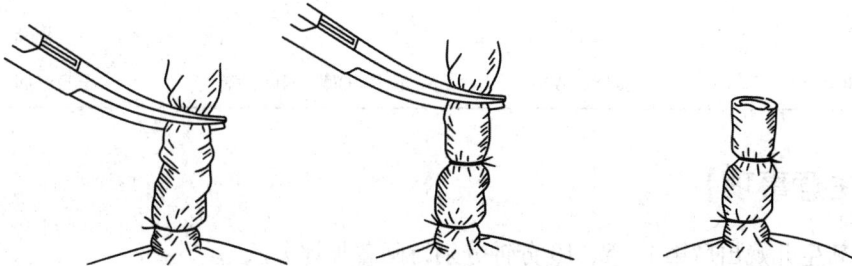

图 3-7 双重丝线结扎法

（2）气门芯套扎法 将血管钳尖端套入带线气门芯胶管内，分开血管钳，在距脐轮 0.5cm 处钳夹脐带，在血管钳钳夹上方 0.5cm 处剪断脐带，牵拉气门芯上的棉线，使其脱出血管钳尖端，将气门芯套扎在脐带上，除去血管钳，挤出残余血液（图 3-8）。

脐带结扎后用 5% 聚维酮碘溶液或 75% 乙醇消毒脐带断面，覆盖无菌纱布，再用脐带布包扎。

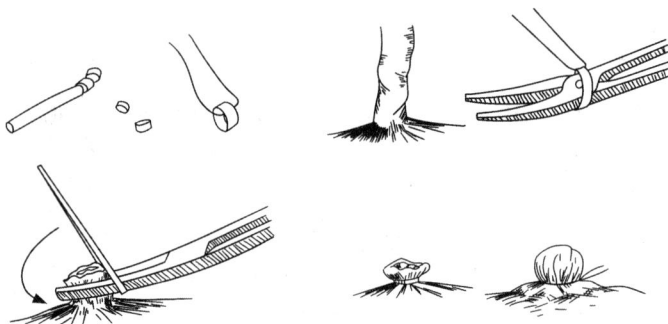

图 3-8　气门芯套扎法

4. 新生儿阿普加评分　此评分法用于判断有无新生儿窒息及窒息的严重程度。以出生后 1 分钟时的心率、呼吸、肌张力、喉反射及皮肤颜色 5 项体征为依据，每项为 0~2 分，满分为 10 分。8~10 分属正常新生儿；4~7 分属轻度窒息；0~3 分属重度窒息（表 3-1）。

5. 新生儿处理　擦净新生儿足底胎脂，将新生儿足印与产妇拇指印于新生儿病历上。对新生儿做详细体格检查，在新生儿手腕上系上标注有性别、体重、出生时间、母亲姓名、床号的腕带。用包被包好，抱给母亲，进行首次吸吮乳头。

表 3-1　新生儿阿普加评分法

体征	0 分	1 分	2 分
心率	无	<100 次/分	≥100 次/分
呼吸	无	慢，不规律	规则，啼哭
肌张力	瘫软	四肢稍曲	活动活跃
反射	无反应	皱眉	哭声响亮
皮肤颜色	青紫、苍白	躯体红润，四肢青紫	全身红润

【注意事项】

1. 新生儿娩出后第 1、5、10 分钟分别行阿普加评分。

2. 清理呼吸道时，避免用新生儿吸痰管反复抽吸，以免损伤新生儿呼吸道黏膜。

第四章　助产技术

项目一　会阴切开及缝合术

【实训目的】

掌握会阴切开缝合术的实训内容和方法及会阴切开术的适应证。

【实训用物】

弯盘、会阴切开剪或组织剪、线剪、20ml 无菌注射器、长穿刺针头、长镊子、卵圆钳、止血钳、持针器、2 号圆针、3 号三角针、治疗巾、纱布、1 号丝线或 3 - 0 可吸收线、0 号肠线或 2 - 0 可吸收性线、棉球、手术衣、1% 利多卡因、无菌手套、碘伏等。

【适应证】

1. 估计会阴裂伤不可避免时，如会阴坚韧、水肿或瘢痕形成、耻骨弓过低、胎儿娩出过快等因素。

2. 初产妇需经阴道助产，如产钳术、胎头吸引术及臀位助产或臀位牵引术。

3. 第二产程过长、胎儿宫内窘迫、妊娠期高血压疾病、妊娠合并心脏病等需缩短第二产程者。

4. 巨大胎儿、早产儿预防颅内出血。

【手术方式】

会阴切开术包括会阴正中切开术及会阴斜侧切开术。

1. 会阴正中切开术　此术式出血少，易缝合，术后局部反应小，愈合好，性交困难少见。但容易延裂而使肛门括约肌断裂，造成Ⅲ或Ⅳ度会阴撕裂。不适用于会阴体较短、胎儿过大、胎位或胎先露异常及难产手术的辅助切开。接产技术不熟练者不宜采用。

2. 会阴斜侧切开术　此术式切口延长少见，能够获得更大的切口，直肠损伤的风险较低。但是出血较多，修补困难，较易发生愈合不良，术后疼痛常见。适用于胎儿较大及难产助产手术。

【实训内容】

1. 产妇取仰卧屈膝位或膀胱截石位,常规行外阴阴道消毒、导尿、铺无菌巾。

2. 外科洗手,穿无菌手术衣,戴无菌手套。

3. 麻醉 采用局部浸润麻醉和阴部神经阻滞。

(1) 局部浸润麻醉 消毒后,用1%利多卡因先作一皮丘,然后按预定切口部位周围作皮内、皮下及阴道前庭黏膜下浸润约10ml。如行侧切,则同时浸润同侧小阴唇及大阴唇前半部,以阻断髂腹股神经及生殖股神经的分支。

(2) 阴部神经阻滞 用细腰穿针在坐骨结节内侧2cm处用1%利多卡因先作一皮丘,术者将示、中二指,伸入阴道内触及坐骨棘作引导,穿刺针水平推进至坐骨棘尖端,退回少许,转向内侧约1cm骶棘韧带处,再进针1.5cm,有落空感后,回抽无血,即注入1%利多卡因5~10ml,可维持麻醉1~1.5小时。如为阴道助产术准备,可行双侧阴部神经阻滞。必要时再加局部浸润麻醉。

4. 会阴切开

(1) 会阴侧斜切开术 胎头拨露时消毒外阴,局麻或阴部神经阻滞麻醉,趁宫缩间歇左手示、中两指伸入胎先露和阴道侧后壁之间,撑起阴道壁,右手持剪刀,置于剪刀一叶,以阴唇后联合为起点开始向左下方与正中线成45°(会阴高度膨隆则为60°~70°),在宫缩时一次全层剪开皮肤及阴道黏膜,一般长4~5cm,应注意阴道黏膜与皮肤切口长度一致,然后用纱布压迫止血,并结扎小动脉止血(图4-1)。

(2) 会阴正中切开术 消毒、局部浸润麻醉后,术者于宫缩时沿会阴后联合中线垂直切开约2cm(图4-2)。

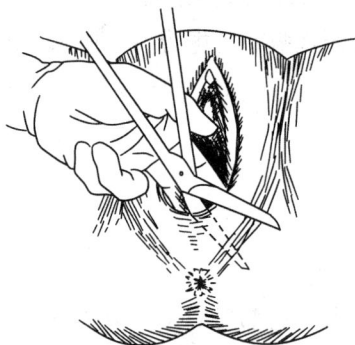

图4-1 会阴斜侧切开术

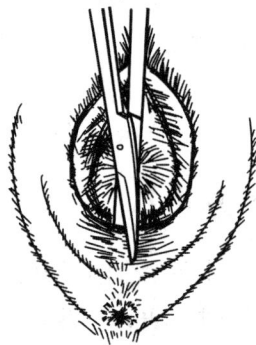

图4-2 会阴正中切开术

5. 会阴缝合 胎儿胎盘娩出后,检查宫颈、阴道等部位有无裂伤,若无活动性出血,先在阴道内放置一块大纱布,防止宫腔内的血液外流影响手术视野,然后按解剖结构逐层缝合(图4-3)。

(1) 暴露阴道黏膜切口,用0号肠线或2-0号可吸收线自切口顶端前0.5~1cm

处开始缝合，可间断缝合或连续缝合阴道黏膜，至处女膜外缘打结。应对齐创缘，缝合时注意拉紧缝线，避免出血及无效腔形成。

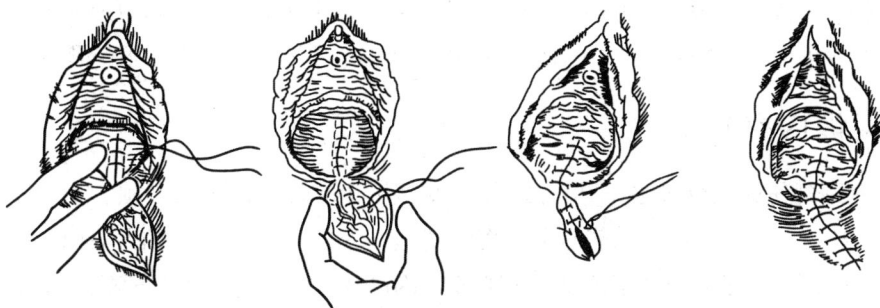

图 4 - 3　会阴切口缝合术

（2）用 2 - 0 号可吸收线间断缝合肌层和皮下组织。

（3）用 3 - 0 可吸收线皮内缝合会阴皮肤，或 1 号丝线间断缝合会阴皮肤。应避免缝合过紧造成术后会阴水肿。

（4）常规检查　取出阴道内纱条，检查缝合处有无出血或血肿。进行肛门检查以了解有无缝穿直肠黏膜，如有缝线穿过直肠黏膜，应立即拆除，重新缝合。

【注意事项】

1. 会阴切开缝合术最常见的并发症是感染、水肿裂开等；接产、缝合时清洁消毒创面，仔细止血，缝合不留无效腔，是防治并发症的重要措施。

2. 会阴切开后出血较多，不应过早切开。会阴切开应在胎头拨露后、着冠前、会阴高度扩张变薄后、宫缩开始时进行，切开后采用纱布压迫止血，必要时钳夹止血，缝合最好在胎盘娩出后进行。

3. 术后保持外阴局部清洁，每次大小便后，用碘伏棉球擦洗外阴，勤更换会阴垫。

4. 外阴伤口处水肿、疼痛明显者，术后 24 小时内可用湿敷或冷敷，24 小时后可用 50% 硫酸镁纱布湿热敷或进行超短波或红外线照射。

5. 术后每日查看切口，注意是否有血肿、水肿及硬结、渗出等，若发现感染，应立即拆线，彻底清创、引流，择期行二期缝合。

项目二　宫颈裂伤修补手术

【实训目的】

掌握宫颈裂伤修补手术的操作及手术的注意事项和术后并发症。

【实训用物】

弯盘、线剪、长镊子、无齿卵圆钳、阴道拉钩、止血钳、持针器、圆针、三角针、治疗巾、纱布、0 号肠线或 2 - 0 可吸收性线、棉球、手术衣、无菌手套、碘伏等。

【实训内容】

1. 宫颈裂伤的检查方法　初产妇几乎都会有宫颈裂伤，多在宫颈 3 点与 9 点处。若长度不超过 1cm、出血少、能自愈，可不处理。若长度 >1cm，并有出血称为宫颈裂伤。凡是产钳助产或臀位牵引术后，正常分娩胎儿娩出后即开始多量鲜血经阴道持续流出，皆应立即检查宫颈有无裂伤。

（1）徒手检查　消毒外阴，术者更换无菌手套，将手伸入阴道内，用拇指、示指及中指对捏宫颈 1 周，感觉宫颈如嘴唇状，可清楚了解其裂伤情况。

（2）直视下检查　用阴道拉钩扩张阴道，暴露阴道顶端，用两把无齿卵圆钳或两把宫颈钳交替依次钳住宫颈检查 1 周，有裂伤 >1cm 处或有出血处立即缝合。

2. 宫颈裂伤的缝合方法

（1）术前准备　建立静脉通道，备血。

（2）麻醉　一般不需要麻醉，当患者过度紧张、阴道壁过紧不易暴露时，可用硬膜外麻醉或全身麻醉。

（3）产妇取膀胱截石位，排空膀胱。

（4）术者用阴道拉钩暴露开阴道后交由助手固定，然后用两把无齿卵圆钳钳夹宫颈两侧裂缘并向下牵拉，暴露裂伤的顶端。

（5）用 2 - 0 可吸收线于撕裂顶端 0.5 ~ 1cm 处缝合第一针，结扎，然后间断或连续缝合裂口，最后一针至宫颈游离缘 0.5cm。

（6）宫颈环形裂口以 2 - 0 可吸收线连续缝合。

（7）宫颈裂伤深达阴道穹隆超过宫颈阴道部不能暴露撕裂顶端、撕裂已达子宫下段，甚至子宫破裂者，应立即剖腹探查，在直视下处理撕裂伤。

（8）术后给予抗生素预防感染，出血多者纠正贫血。

【术后并发症】

1. 出血、感染　缝合宫颈于撕裂顶端 0.5 ~ 1cm 处缝合第一针，避免断裂血管回缩继续出血，术后使用广谱抗生素。

2. 宫颈狭窄　宫颈裂伤缝合至宫颈游离缘 0.5cm 止，不能缝合至宫颈边缘，且要缝合整齐，以防宫颈缩复及瘢痕形成导致宫颈管狭窄。

【注意事项】

1. 分娩前及分娩过程中有效预防可能导致宫颈裂伤的诱因，如宫颈先天发育不良、宫颈水肿、宫颈瘢痕等。

2. 第三产程后常规检查宫颈，避免遗漏。

3. 宫颈缝合时熟练掌握第一针与最后一针原则。

4. 严重宫颈裂伤者，必要时行剖腹探查术。

项目三　胎头吸引助产术

【实训目的】

掌握胎头吸引术的实训内容和方法及使用胎头吸引术的并发症和注意事项。

【实训用物】

胎头吸引器（图4-4）、橡胶导管、无菌液状石蜡、50~100ml注射器、止血钳、治疗巾、纱布、导尿包、抢救药品等。

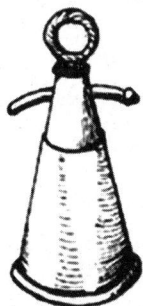

直形胎头吸引器　　　　牛角形胎头吸引器　　　　扁圆形胎头吸引器

图4-4　直形、牛角形、扁圆形胎头吸引器

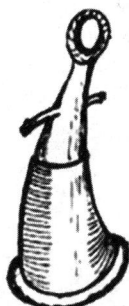

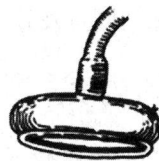

【胎头吸引器的构造】

胎头吸引器由胎头端或吸杯、牵引柄、吸引管三部分组成。常用的胎头吸引器有金属型及硅胶型，吸杯的材质包括金属、塑料、橡胶、硅胶等。近年国外广泛应用的Kiwi Omni胎头吸引器是最新研制的一次性使用胎头吸引器，由吸杯及主干两个部分组成，其中主干部分包括牵引装置、手动真空泵手柄及牵引力指示器，吸杯是软硅胶材料制成。

【适应证】

1. 因妊娠合并心脏病、妊娠期高血压疾病、瘢痕子宫、严重哮喘等不宜在分娩时屏气用力，需缩短第二产程者。

2. 因持续性枕后位或枕横位、宫缩乏力等，可能或已经发生第二产程延长者。

3. 轻度胎儿窘迫需尽快结束分娩者。

【禁忌证】

1. 头盆不称、胎位不正。

2. 骨盆狭窄、软产道异常。

3. 严重胎儿窘迫。

4. 子宫脱垂手术后、尿瘘修补术后。

【术前必备条件】

实施胎头吸引术必备条件如下。

1. 无明显头盆不称。

2. 只用于枕先露。

3. 宫口已开全或近开全，胎膜已破。

4. 胎头双顶径已达坐骨棘平面以下。

5. 术前与产妇及家属充分沟通，告知实施手术的原因及可能导致的母胎并发症，征得患方知情同意及签字后方能实施。

【实训内容】

1. 产妇取膀胱截石位或屈膝仰卧位。

2. 常规消毒外阴，铺治疗巾，导尿。

3. 阴道检查，确定宫口开大情况，触摸囟门位置及产瘤大小、胎方位及先露下降平面，再次排除禁忌证。

4. 检查吸杯、橡胶管及吸引器是否完好，有无漏气。

5. 初产妇会阴紧者，应行双侧阴部神经阻滞麻醉后做会阴切开术。

6. 放置胎头吸引器　将吸引器胎头端涂以无菌液状石蜡，用左手分开两侧小阴唇，显露阴道口，以示、中两指伸入阴道，掌侧向下撑开阴道后壁。右手持吸引器将胎头端下缘向下压入阴道后壁前方。随后左手中、示指掌侧向上，撑开阴道右侧壁，使吸引器胎头端右侧滑入阴道内，继而右手指转向上，提拉阴道前壁，将胎头端上缘滑入阴道内。最后以右手示指撑开阴道左侧壁，使胎头端完全滑入阴道内并与胎头顶部紧贴。用手指沿吸引器检查一周，了解吸引器是否紧贴胎儿头皮，有无阴道壁及宫颈组织夹于吸引器及胎头之间，检查无误后调整吸引器牵引柄，使之与胎头矢状缝方向一致，作为旋转胎头的标志。

7. 抽吸负压　术者用胎头吸引器顶住胎头，打开电动吸引器或让助手用注射器抽气。如用电动吸引器抽气法，所需负压为 40~66.7kPa（300~500mmHg），如用注射器抽气法，则用 50~100ml 注射器逐渐缓慢抽吸，金属吸引器抽吸 150~180ml，硅胶吸引器抽吸 60~80ml，即可达到所需负压。负压形成后以血管钳夹紧橡皮接管。

8. 牵引　牵引前轻轻缓慢适当用力试牵，了解牵引器与胎头是否衔接或漏气。如为枕前位，待宫缩时让产妇向下屏气用力，术者手持牵引柄顺骨盆轴方向，按正常分娩机制进行牵拉，同时注意保护会阴。宫缩间歇期暂停牵引。如为枕横位或枕后位，可先旋转后牵引。

9. 胎头娩出后，松开血管钳，取下吸引器，相继娩出胎体。

【并发症防治】

1. 新生儿并发症

（1）头皮下血肿　负压过大、牵引力过大或牵引时间过长所致。

（2）头皮擦伤　牵引时间过长可发生头皮水肿，吸引器粗糙致使头皮擦伤。

（3）颅内出血　牵引时间过长、负压过大、多次牵吸均可导致新生儿颅内出血。

（4）头皮坏死　牵引时间过长、多次牵吸或旋转过急过大所致。

（5）颅骨骨折　负压过大、牵引力过大所致。

2. 母体并发症

（1）宫颈裂伤　宫口未开全牵引所致。

（2）外阴阴道裂伤。

（3）阴道血肿。

【注意事项】

1. 严格掌握适应证。

2. 吸引器必须放置正确，应避开囟门。

3. 负压以 40~66.7kPa（300~500mmHg）为宜，不能超过 66.7kPa（500mmHg）。

4. 牵引时间与头皮损伤程度成正比，如牵引 10 分钟仍不能结束分娩时，应及时改用产钳术或剖宫产术。

5. 为了避免滑脱，需要排除头盆不称。术时逐渐增加负压以形成很好的人工产瘤，使吸头器牢固地吸附在胎头上，牵引力勿过大，牵引沿骨盆轴方向，并在宫缩时进行。若滑脱 2 次以上者亦应改用其他方式结束分娩。

项目四 产钳助产术

【实训目的】

掌握产钳助产术的适应证、禁忌证、操作内容和方法及使用产钳助产术的并发症和注意事项。

【实训用物】

会阴侧切缝合包、导尿包、产钳（图4-5）、无菌液状石蜡、新生儿抢救用物等。

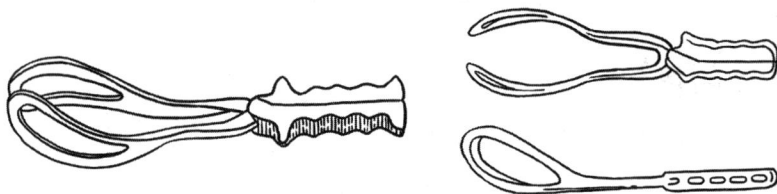

图4-5 产钳

【产钳的构造】

产钳分为左叶和右叶，每叶产钳由钳匙、钳胫、钳锁、钳柄4部分组成。钳匙是长圆形的，中央有卵圆形的孔，以减少对胎头的压力。钳匙有2个弯曲：一个是头弯，钳匙内面凹，外面凸，以适应胎头的形状；另一个是盆弯，钳匙向上弯，上边凹，下边凸，呈弧形弯曲，以适应产道及骨盆的弯曲度。两叶产钳交合部为钳锁。钳匙与钳锁间是钳胫。钳锁下方为钳柄，为术者握持牵拉的部分。

【适应证】

1. 第二产程延长 是使用产钳术最主要的指征，持续性枕后位或持续性枕横位、巨大儿、相对头盆不称、子宫收缩乏力等均可导致第二产程延长。

2. 产妇患有各种合并症及并发症，需缩短第二产程，如妊娠合并心脏病、妊娠期高血压疾病、哮喘、肺部疾病等。

3. 胎儿窘迫。

4. 剖宫产胎头娩出困难者、臀位后出头困难者。

5. 胎头吸引术失败者。

6. 胎头低直后位 低直后位时胎头呈不同程度的仰伸，并以前囟为先露，不宜放置吸头器，应以产钳助产。

【禁忌证】

1. 骨盆狭窄或头盆不称。
2. 颏后位、额先露、高直后位或前不均倾等其他异常胎位。
3. 严重胎儿窘迫，估计产钳术不能立即结束分娩者。
4. 宫口未开全者。

【术前必备条件】

1. 无明显头盆不称。
2. 宫颈口已开全，胎膜已破。
3. 胎先露部的骨质部分已达 +3 或其水平以下，胎头无明显变形。
4. 胎儿存活。
5. 先露部必须是枕先露或顶先露，面先露必须是颏前位，臀位者只能用于娩出后出头。
6. 术前与产妇及家属充分沟通，告知实施手术的原因及可能导致的母胎并发症，征得患方知情同意及签字后方能实施。

【实训内容】

1. 产妇取膀胱截石位或屈膝仰卧位。
2. 常规消毒外阴，铺治疗巾，导尿。
3. 阴道检查，确定宫口已完全开大，胎方位及胎先露位置高低，骨盆有无狭窄，是否存在头盆不称。
4. 初产妇会阴紧者，应行双侧阴部神经阻滞麻醉后做会阴切开术。
5. 放置产钳　放置产钳之前应先将两叶产钳扣合确定左右叶及上下方向，用无菌液状石蜡润滑产钳。左手握持左叶置于胎头左侧，将右手除拇指外的四指伸入胎头与阴道左侧壁之间，触摸耳廓。左手以执笔式握持左叶产钳使钳叶直立，钳匙头弯向上，盆弯向外，将钳匙顶端由会阴左侧置入右手掌和胎头左侧之间，使左叶产钳慢慢进入，直至到达胎头左侧顶颞部，钳叶与钳柄在同一水平位，将左叶产钳交助手固定，保持原位不变。术者改用左手示、中两指伸入胎头和阴道右侧壁之间，并用右手握持右叶产钳徐徐滑向胎头右侧到达与左叶对称的位置（图 4-6）。
6. 合拢钳扣　两叶产钳位置正确时，左右产钳锁扣容易，若不能对合，应调整后置入的右叶，不宜移动先置入的左叶，调整后仍不能扣合时，应取出产钳，查清胎头位置后重新放置。
7. 检查产钳位置　将手伸入阴道了解钳叶与胎头之间有无软产道及脐带嵌入，胎头矢状缝是否位于骨盆出口前后径上。

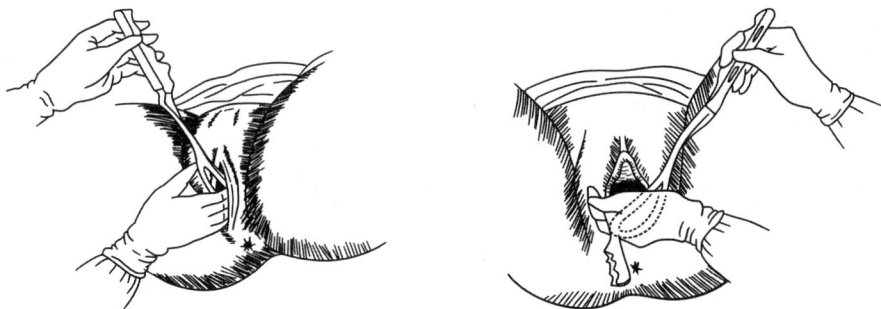

图 4 - 6　放置左叶、右叶产钳

8. 牵引产钳　于宫缩时并拢钳柄，指导产妇屏气，并嘱助手保护会阴。术者左手握产钳胫部，右手手掌向下，中指、示指及无名指分别放在钳锁和钳柄侧突部，缓缓向下、向外牵引。当胎头枕骨结节越过耻骨弓下方时，逐渐将钳柄向上提，使胎头仰伸而娩出。

9. 撤下产钳　当胎头前额完全牵出后，即可取下产钳。先取右叶，后取左叶，随后娩出胎体。

10. 胎盘娩出后，行宫颈阴道探查，查看宫颈、阴道有无撕裂伤以及会阴切口情况，然后逐层缝合。

【并发症防治】

1. 新生儿并发症

（1）头皮血肿　较常见。

（2）头皮严重水肿　产钳操作时间过长可发生头皮水肿。

（3）颅内出血　胎头位置较高或产钳旋转不当均可致新生儿颅内出血，严重者可致新生儿死亡。

（4）其他　产钳位置放置不当可造成眼眶骨折、眼球后血肿、眼球脱出，神经受损可引起耳聋、面神经瘫痪等。

2. 母体并发症

（1）软产道损伤　可造成会阴裂伤、阴道壁裂伤、宫颈裂伤。

（2）阴道壁血肿。

（3）感染。

（4）远期并发症　术中盆底软组织损伤可导致膀胱直肠膨出或子宫脱垂等，严重时还可导致生殖道瘘。

【注意事项】

1. 施行产钳助产术前应进行严格的术前评估，包括手术的必备条件、适应证、禁忌证等，确定施术的必要性和合理性。

2. 放置产钳后钳柄不易合拢或易滑脱时，应取出产钳，行内诊复查，无明显异常者，重新放置，试行牵引，如再次失败应及时改行剖宫产术。

3. 牵引应在宫缩时进行，牵引力要持续均匀用力，切忌暴力牵引及左右摇摆钳柄。

4. 以下特殊情况不宜行产钳助产　①施术者无实施产钳的经验。②胎位不明确，胎头未入盆、胎方位异常，如面先露、额先露等。③头盆不称。④胎儿存在某些病理情况时，如患有成骨不全症、血友病等，选择产钳助产时应慎重。

项目五　臀位助产术

【实训目的】

掌握臀位助产术的适应证、禁忌证、实训内容和方法及使用臀位助产术的并发症和注意事项。

【实训用物】

接生包、会阴切开缝合包、产钳、导尿包、碘伏、75%乙醇、无菌液状石蜡、新生儿抢救用物等。

【适应证】

1. 臀位符合以下条件者可经阴道接产：骨盆正常、估计胎儿体重<3500g、单臀先露或完全臀先露、胎头不仰伸、骨产道及软产道无异常、无其他剖宫产指征。

2. 死胎或胎儿先天畸形、估计胎儿出生后不能存活者。

3. 双胎妊娠经阴道分娩，第二胎儿为臀位。

【禁忌证】

1. 足先露。

2. 骨盆狭窄、畸形或软产道异常。

3. 胎儿体重≥3500g。

4. 胎头仰伸者。

5. B超提示脐带先露或隐性脐带脱垂。

6. 妊娠合并症或并发症，如心脏病、重度子痫前期等无法耐受阴道分娩者。

【实训内容】

1. 产妇取膀胱截石位或屈膝仰卧位。

2. 常规消毒外阴，铺无菌巾，导尿。

3. 宫口开全后做阴道检查，了解胎儿坐骨结节的高度、臀位类型和方位、有无脐带先露、宫缩的频率及强度、宫缩时宫口开大和先露下降程度，复核骨盆内径。

4. 初产妇会阴紧者，应行双侧阴部神经阻滞麻醉后做会阴切开术。

5. 助产方法　分为压迫法和扶持法 2 种。

（1）压迫法　主要用于完全臀先露或单臀先露。其要点为用力阻止胎足娩出阴道，使宫缩反射性增强，迫使胎臀下降，使胎臀与下肢同时位于盆底，充分扩张宫口和软产道。①堵臀：当阴道口可见胎儿下肢时，即用无菌巾盖住阴道口并用手掌堵住。每次宫缩时抵住胎足防止早期脱出，促使宫口开全。宫缩间歇时做双侧阴部神经阻滞麻醉。②娩臀：待宫口开全，会阴隆起，胎儿粗隆间径已达坐骨棘以下，当宫缩逼近会阴时做大中侧切，然后趁一次强宫缩时嘱产妇尽量用力，助产者放开手，胎臀及下肢即可顺利娩出。③娩肩：胎臀娩出助产者随即用一块无菌巾包住胎臀和下肢，双手拇指并置于骶部，示指按髂嵴，手掌其余 3 指握两股，轻轻牵引和旋转，使双肩径与骨盆前后径一致。在产妇屏气用力时，助产者顺势向外、向下轻轻牵引胎儿躯干，胎儿前肩及上肢多可自然滑出，然后举胎体向上，后肩及上肢娩出。若以上方法均不能使上肢顺利娩出，则一手牵足，另一手伸入产道勾住肘弯，压向胸部，同时向下、侧方旋转牵出肘部和前肩。同法娩出后肩。④娩出胎头：双肩娩出后，将胎儿背部再次转向前方，此时胎儿头内旋转，枕部向前下达盆底。由助手在耻骨上压迫胎儿头使之俯屈。当枕下抵于耻骨联合下方时，将胎体上举翻过耻骨上，使胎头取正常头位分娩的相反次序，以最小经线顺骨盆轴方向娩出。

（2）扶持法　只应用于单臀先露。其要点为"拔"。由于胎儿小腿伸直折叠于胎体上，压住并保持两臂交叉在胸前，使之不致上举，同时压住胎儿颈部使胎头不致仰伸。因此单臀先露时胎儿下肢与臀部能较好扩张软产道，不应过早干预，尽量指导孕妇屏气用力使胎臀自然娩出。①当胎臀及双侧大腿显露后，助产者双手拇指压在胎儿大腿后面，其余四指在骶部，紧握胎臀的两侧。使胎背朝上略斜向一侧，让股骨粗隆间径适应骨盆出口平面的斜径。②宫缩时助产者向上抽拔胎体及双腿，宫缩间歇期顺着胎腿及胎体将拇指及其他四指下滑至阴道口，避免双腿离开胎体脱出至阴道口外。③由于胎儿双上肢被压在大腿下保持交叉于胸前，提拔肢体与双腿时，上肢可同时拔出。④胎肩娩出后，可按压迫法娩出胎头。⑤若在提举胎体过程中下肢或上肢脱出，则为扶持法失败，改为压迫法继续娩出胎体、胎肩及胎头。

【并发症防治】

1. 母体并发症

（1）产道损伤　可由以下因素导致：①宫口未开全而强行阴道助产、牵引或使用后出头产钳。②堵臀时间不够或过长。③操作不规范，手法粗暴。胎盘娩出后应常规检查软产道有无损伤。

（2）产后出血　可由以下因素导致：①子宫收缩乏力。②软产道损伤性出血。应及时发现并积极处理，可有效预防产后出血。

（3）感染　手术操作多、软产道损伤、子宫收缩乏力等增加了产褥感染的机率。因此，产后应给予抗生素预防感染。

2. 围产儿并发症

（1）颅脑损伤　多为机械性损伤，胎头仰伸未能入盆时，强行牵拉胎体造成小脑幕撕裂、颅内出血。

（2）脊柱损伤　多发生在第七颈椎和第二胸椎之间，严重时可造成新生儿死亡或遗留永久性损害。

（3）臂丛神经损伤　当臀位胎头未入盆强行牵拉胎体可造成臂丛神经损伤。

（4）骨折　是最常见的并发症。常见锁骨骨折、肱骨骨折和下肢骨折。

（5）胎儿窘迫及新生儿窒息。

【注意事项】

1. 正确掌握手术适应证及禁忌证。

2. 施行压迫法时需注意　①堵足非堵臀，勿挤压或挫伤外阴；②"堵"必须充分，臀部已达阴道口时方可放松；③"堵"不可过分，粗隆间径已达阴道口时切不可再堵，以免胎儿窘迫和胎盘早剥。

3. 必须有足够强的产力，要求产妇密切配合，可酌情给予缩宫素静滴。

4. 自脐部娩出至胎头完全娩出的时间不宜过长，一般以 8 分钟为限。

5. 避免挤压胎儿腹部，防止内脏损伤。

第五章　新生儿护理

项目一　新生儿沐浴

【实训目的】

1. 掌握新生儿沐浴的操作技术。
2. 熟悉新生儿沐浴的禁忌证及注意事项。
3. 能进行新生儿脐部护理。
4. 具有认真勤奋的学习态度，严谨求实的实验操作作风。

【实训用物】

沐浴盆、大毛巾、小毛巾、婴儿襁褓、婴儿肥皂或沐浴液、清洁衣服、尿布、脐带布、无菌敷料、水温计、护理篮（内置：婴儿爽身粉、无菌液状石蜡、5%鞣酸软膏、抗生素滴眼液、1%甲紫、75%乙醇、消毒植物油、棉签等）。

【实训内容】

一、操作前准备

1. 环境准备　关闭门窗，避免空气对流，室温调节在26～28℃为宜，光线适宜，可播放柔和的音乐增加愉悦的气氛。

2. 操作人员需要　剪短指甲，手上不能佩戴任何饰品。洗手，戴口罩、帽子，调节水温（38～42℃）、室温26～28℃，准备洗浴用品，将清洁衣服、尿布等用物带至新生儿沐浴室，在擦浴台上铺清洁垫单。

二、实训操作

1. 将新生儿放在擦浴台上，解开包被，检查住院手环，核对产妇姓名、床号，新生儿床号、性别。

2. 脱去衣裤，除去尿布，观察全身皮肤情况。第一次洗澡的新生儿用消毒棉签蘸无菌液状石蜡，擦去皮肤上的胎脂。

3. 测量体重并记录。

4. 抱新生儿的姿势（图 5 - 1）　将新生儿裹上浴巾或大毛巾，用手臂和身体将新生儿的身体夹在腰侧处，一手托住新生儿的头、颈、背，姿势如同抱橄榄球一样的方式，并用拇指、中指从耳后向前压住耳廓，使其反折，以盖住双耳孔，防止洗澡水流入耳内。

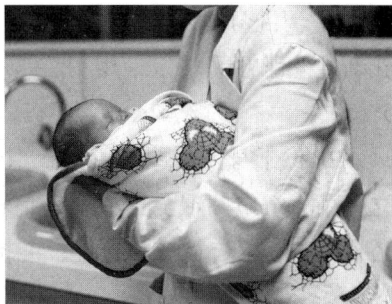

图 5 - 1　抱新生儿姿势

5. 洗脸　按眼→鼻→额→脸→耳的顺序擦洗，洗眼时由内向外。把一张专门用来洗脸的小毛巾沾湿，用毛巾的两个小角分别从眼角内侧开始清洗眼睛，再用小毛巾的一面清洗鼻子、口周、脸部，最后用小毛巾的另外两个小角蘸少许洗发液清洗头部，按摩头皮，用清水洗净，然后用小毛巾擦干（图 5 - 2）。

6. 洗头　以大拇指、中指分别压住两耳，以防止水入耳内，以另一只手涂抹肥皂，轻轻搓洗，再以清水洗净后擦干头发（图 5 - 3）。

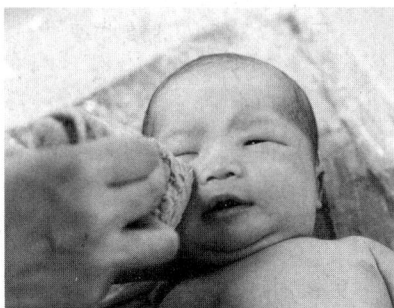

图 5 - 2　洗脸

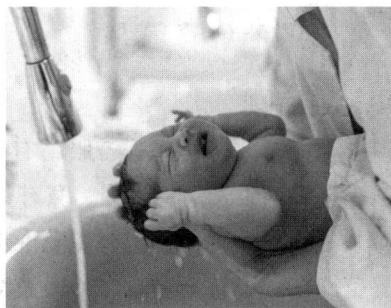

图 5 - 3　洗头

7. 清洗身体前面　先以手掌蘸水，轻轻拍在新生儿的前胸上以适应水温，然后用一只手横过新生儿的肩后并固定在新生儿的腋下，另一只手使用清水或婴儿肥皂、沐浴液清洗颈部、前胸、上肢、腹部、下肢、生殖器等部位（图 5 - 4）。

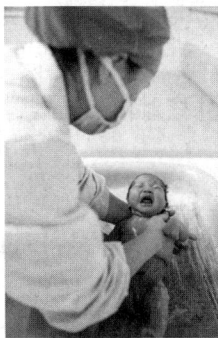

图 5 - 4　清洗身体前面

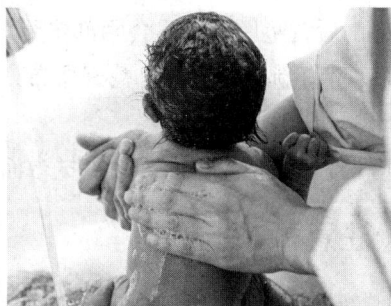

图 5 - 5　清洗身体后面

8. 清洗身体后面　将新生儿翻转过来，一只手横过新生儿胸前并固定于其腋下，让新生儿趴在手掌上，用另一只手按照顺序依次清洗背部、臀部、下肢等部位（图5-5）。

9. 擦干身体（图5-6）　用清水将新生儿全身冲洗一遍后，将新生儿抱出浴盆，立即用大浴巾擦干全身，尤其是耳后、关节以及皮肤褶皱处，擦干后将新生儿放在擦浴台上，盖上包被或小毯子，准备做浴后护理。

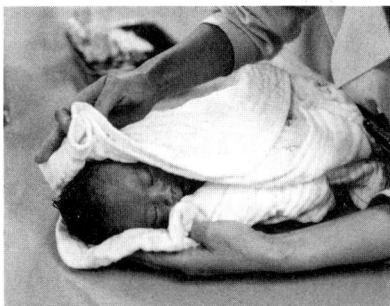

图5-6　擦干身体

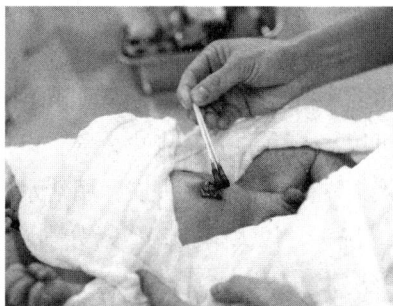

图5-7　新生儿脐部护理

10. 浴后护理

（1）眼、耳、鼻护理　若眼睛有分泌物，用生理盐水棉签轻轻擦拭，滴抗生素滴眼液或涂金霉素眼膏。观察耳、鼻有无异常，如有分泌物用棉签拭去。

（2）脐部护理　用消毒棉签蘸取75%乙醇自脐部中央向周围环形消毒脐轮及脐带残端，范围在直径6cm左右，一般消毒2次，结束后更换消毒脐带布或护脐贴（图5-7）。

（3）皮肤护理　在皮肤褶皱处扑爽身粉，顺序为颈下、腋下、关节、腹股沟等，用手挡住新生儿眼、口、鼻，防止吸入，女婴注意遮盖外阴。在干燥的冬季可以全身涂抹润肤露或润肤油类，有湿疹的可在湿疹部位涂抹湿疹膏，夏季有痱子的可敷痱子粉。

（4）臀部护理　可涂上5%鞣酸软膏，预防臀部感染、皮疹等，更换尿布，一般女婴臀部、后背垫厚，男婴会阴部垫厚。

11. 穿好新生儿衣裤，戴好尿布，重新戴上住院手环并核对信息无误，包裹好并放回小床。

12. 整理用物，用消毒液擦拭台面。

【注意事项】

1. 新生儿沐浴应在喂奶前或喂奶后1小时。

2. 整个洗澡的时间为5~10分钟，洗澡时间不宜过长，防止水温降低着凉。

3. 洗澡时注意保护眼睛、耳朵，避免进水；要注意观察室内，是否有异常情况发生，以便早发现早处理。

4. 脐部消毒时严格无菌操作，防止感染。

5. 严格执行一人一巾，一用一消毒，不得交叉混用，避免交叉感染。

6. 病理儿或早产新生儿应推迟首次沐浴时间。

项目二 新生儿抚触

【实训目的】

1. 学会新生儿抚触的操作方法。
2. 了解新生儿抚触与新生儿身心发展的关系。
3. 学习操作过程中具有认真、负责的态度。

【实训用物】

大浴巾、按摩油、音乐播放设备。

【实训内容】

一、操作前准备

1. 环境准备 调节室温在 26~28℃，光线柔和，可播放柔和的音乐增加愉悦舒适气氛；

2. 操作人员准备 剪短指甲，手上不能佩戴任何饰品，洗手，戴口罩、帽子，在擦浴台上铺清洁垫单。

二、实训操作

1. 头面部 ①用两手拇指指腹从眉弓部向两侧太阳穴按摩。②两手拇指从小额部中央向外上方按摩，让上下唇形成微笑。③一手托头，用另一手的指腹从前额发际向上、向后按摩，至两耳后乳突。

2. 胸部 两手分别从胸部的两侧肋下缘向对侧肩部按摩，应避开乳头。

3. 腹部 两手依次从宝宝的右下腹至上腹向左下腹，呈顺时针方向按摩。

4. 四肢 两手交替抓住宝宝的一侧上肢，从腋窝至手腕轻轻滑动并挤捏，对侧及双下肢的做法相同。

5. 手和足 用四指按摩手背和足背，并用拇指从宝宝手掌面或脚跟向手指或脚趾方向按摩，对每个手指、足趾进行搓动。

6. 背臀部 宝宝呈俯卧位，双手掌分别由颈部开始向下按摩至臀部。再以脊柱为

47

中心，两手四指并拢，由脊柱两侧水平向外按摩至骶尾部。

【注意事项】

1. 抚触一般在新生儿吃完奶后 1 小时左右进行，沐浴后最好。

2. 注意室内温度不能低于 25℃，因为抚触时宝宝最好全身裸露。

3. 抚触前用温水洗净双手，以免刺激到宝宝。

4. 为避免宝宝皮肤受到伤害，可将少许抚触油抹在手上起润滑作用，不要把抚触油直接抹在宝宝身上，以免引起宝宝不适。

5. 抚触时要注意与宝宝眼神的沟通，面带微笑并和宝宝说话，增加感情交流。如宝宝哭闹、呕吐时要停止操作。

第六章 产褥期指导

项目一 母乳喂养

【实训目的】

1. 学会母乳喂养的基本方法。
2. 体现对产妇关心、爱护的态度，具有高度责任感和服务意识。

【实训内容】

1. 每次哺乳前常规清洁双手，用温湿毛巾清洁乳头和乳晕。

2. 喂哺婴儿的正确姿势很重要。母亲可以任意选择坐位或卧位喂哺，但必须使自己轻松、舒服。

（1）坐位哺乳法（图6-1） 产妇坐于高度适宜的靠背椅上，放松肩和背部，脚下垫一小凳子，使腿部肌肉、关节放松。婴儿头部枕在产妇的臂弯，产妇的手掌抱住婴儿臀部，婴儿头、颈、背成一直线，面向母亲，与母亲胸贴胸、腹贴腹、鼻尖对着母亲乳头。产妇一手拇指和其余四指分开，呈"C"字形轻轻托起乳房（图6-2），使乳房向前、向下，乳头外伸，便于婴儿的含接。当婴儿嘴张大时将乳头送入婴儿口中，将整个乳头及部分乳晕都含在嘴里（图6-3）。

（2）侧卧位哺乳法（图6-4） 产妇取侧卧位，婴儿头部枕在产妇的臂弯，产妇的手掌抱住婴儿臀部，婴儿面向母亲。产妇一手拇指和其余四指分开，分别放在乳房上、下方，轻轻托住乳房，当婴儿嘴张大时将乳头送入婴儿口中，将整个乳头及部分乳晕都含在嘴里，注意不要堵住婴儿鼻孔。

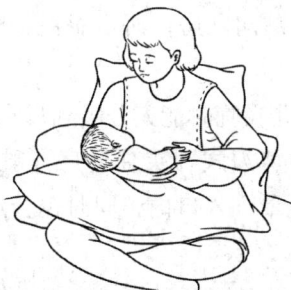

图6-1 坐位哺乳

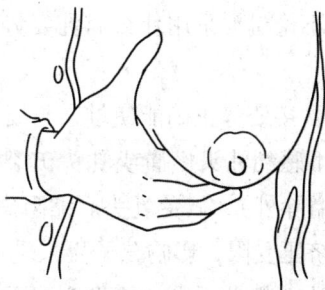

图6-2 正确托乳房姿势

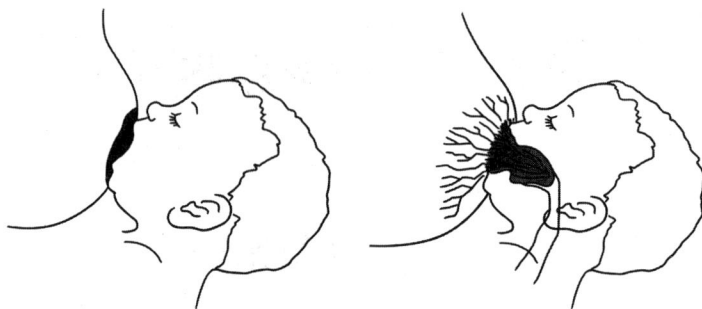

图 6 - 3　婴儿正确的含接姿势

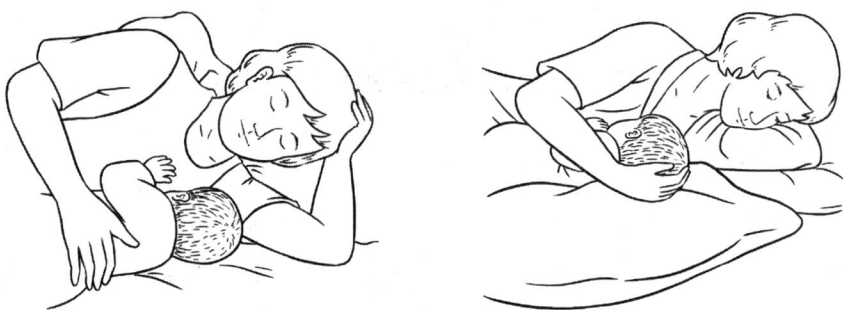

图 6 - 4　侧卧位哺乳法

（3）骑马式哺乳法（适合较大些的婴儿）　让婴儿两腿分开，骑在妈妈腿上，与母亲面对面，同样让婴儿的嘴及下颊紧贴母亲的乳房。

3. 哺乳结束时，用示指轻轻向下按压婴儿下颏，避免在口腔负压的情况下拉出乳头而引起局部疼痛或皮肤损伤，挤出少许乳汁均匀地涂在乳头上，将婴儿抱起轻拍背部 1 ~ 2 分钟，排出胃内空气，以防吐奶。

【注意事项】

1. 新生儿的喂哺遵循按需喂哺的原则，不要人为地制定时间。

2. 每次哺乳时都应该吸空一侧乳房后，再吸吮另一侧乳房。

3. 不论母婴采用什么哺乳姿势，必须坚持把婴儿贴向乳房，而不能将乳房送向婴儿小嘴。

4. 含接姿势正确能使母亲与婴儿均感到舒适，婴儿吸吮时能充分吸到母亲的乳汁，而母亲不感到乳头疼痛或乳头破裂。哺乳时避免用"剪刀式"夹住乳房（乳汁过急、孩子呛溢除外），以免乳头后缩阻碍含接及影响部分乳晕含入口内，同时也会造成吸吮时乳窦挤压受限，影响孩子摄入乳汁。

5. 由于婴儿吞咽功能发育还不完善，如果吸食母乳时速度过快或吃得过饱会有溢乳现象。在哺乳后可将婴儿轻轻抱直，头靠母肩，轻拍其背，使吸乳时吞入胃中的空气排出，以防发生溢乳。

6. 对乳头有凹陷的产妇哺乳可尝试以下解决方法：①婴儿饥饿时先吸凹陷的一侧乳头，此时婴儿的吸吮力强而能吸出乳头及大部分乳晕；②可用两只 10ml 注射器注射端去除针头后以细软管连结，其中一支去除注射的内栓，将空管扣在乳头部，抽吸另一支注射器，反复多次使用直到乳头吸出后不再回缩为止。

项目二　产后康复训练

【实训目的】

1. 学会产褥期保健操、产后康复运动，能指导产褥期妇女进行产后康复的训练。
2. 体现对产妇关心、爱护的态度，具有高度责任感和服务意识。

【实训内容】

一、产后恢复运动

（一）胸部运动（产后第 2 天开始）

1. 取仰卧位，全身放平，手脚均伸直。
2. 慢慢吸气扩大胸肌，收下腹肌，保持一会，然后放松。
3. 重复 5～10 次。

（二）乳部运动（产后第 3 天开始）

1. 取仰卧位，两臂左右平伸，然后上举至两掌相遇。
2. 保持手臂平直不可弯曲，然后放回原处。
3. 重复 10～15 次。

（三）颈部运动（产后第 4 天开始）

1. 仰卧，全身放平，手脚伸直。
2. 将头部抬起，尽量向前屈，使下颚贴近胸部，在慢慢回原位。
3. 重复 5～10 次。

（四）腿部运动（产后第 5 天开始）

1. 仰卧，双手放平。
2. 将右腿尽量抬高至垂直角度，脚尖伸直，膝部不可弯曲，然后慢慢放下，换左腿。
3. 最后双腿并拢一起抬高，再慢慢放下。

4. 重复 5 ~ 10 次。

（五）臀部运动（产后第 8 天开始）

1. 仰卧，将一腿举起，促使足部贴近臀部，然后伸直全腿放下。

2. 左右腿互替同样动作。

3. 重复 10 ~ 15 次，每日 2 遍。

（六）收缩阴部运动（产后第 10 天开始）

1. 仰卧，双手放平，腿弯曲成直角。

2. 身体挺起用肩部支持，两膝并拢，两脚分开，同时收缩臀部肌肉。

3. 重复数次，每日 2 遍。

（七）子宫收缩运动（产后第 15 天开始）

1. 俯卧于地板，双膝分开约 30cm 宽。

2. 将身体弓起，使胸部及肩部尽量接近地板，腰部挺直。

3. 保持 1 分钟。

（八）腹部运动（产后第 15 天开始）

1. 仰卧，双手交结放在脑后，用腰腹力量使身体坐起。

2. 连续数次，每日 1 遍。

二、产褥期保健操

产褥期保健操见图 6 - 5。

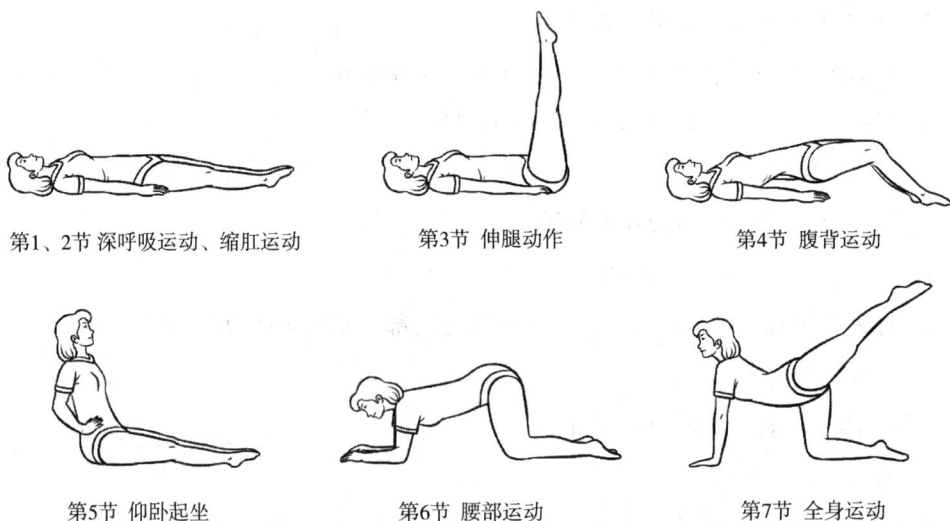

第1、2节 深呼吸运动、缩肛运动　　　第3节 伸腿动作　　　第4节 腹背运动

第5节 仰卧起坐　　　第6节 腰部运动　　　第7节 全身运动

图 6 - 5　产褥期保健操

1. 呼吸运动 仰卧位，两臂伸直放在体侧，深吸气使腹壁下陷内脏牵引向上，然后呼气，目的是运动腹部活动内脏。

2. 举腿运动 仰卧位，两臂伸直放在体侧，左右腿轮流举高与身体成一直角，目的是加强腹直肌和大腿的肌肉力量。

3. 挺腹运动 仰卧位，双膝曲起，双足平放在床上，抬高臀部，使身体重量由肩及双足支持，目的是加强腰臀部肌肉力量。

4. 缩肛运动 仰卧位，两膝分开，再用力向内合拢，同时收缩肛门，然后双膝分开，并放松肛门。目的是锻炼盆底肌肉。

【注意事项】

1. 运动应循序渐进，不能操之过急，避免引起运动损伤。
2. 对于难产和感染产妇，下床后开始做保健操。

第七章　产科病历书写

【实训目的】

掌握产科病历书写规范及内容。

【实训内容】

一、患者一般情况

患者的一般情况，包括姓名、性别、年龄、民族、婚姻状况、出生地、职业、入院时间、记录时间、病史陈述者。产科病历的一般项目中，应注意孕妇年龄，若孕妇年龄过小（<18 岁）或过大（≥35 岁）为高危因素，容易发生妊娠并发症、合并症等，应引起重视。

二、主诉

主诉是指促使患者就诊的主要症状（或体征）及持续时间。产科病历中应首先阐述停经时间（周数），如"停经 45 天""停经 39^{+2} 周"；其次为出现主要症状（或体征），如阴道流血、阴道流液、头昏、眼花、视物模糊、皮肤瘙痒、（不）规律下腹痛等。

三、现病史

现病史是指患者本次疾病的发生、演变、诊疗等方面的详细情况，应当按时间顺序书写。内容包括发病情况、主要症状特点及其发展变化情况、伴随症状、发病后诊疗经过及结果、睡眠和饮食等一般情况的变化，以及与鉴别诊断有关的阳性或阴性资料等。产科病历有其特点，具体如下。

1. 末次月经（LMP）情况　为最后一次正常月经来潮的第一天。现病史从末次月经开始记录妊娠期情况，并需计算孕周以体现妊娠时期等。

2. 妊娠各时期情况　妊娠早期有无早孕反应及程度，有无异常情况（如腹痛、阴道流血、与有毒有害物质接触等）；妊娠中晚期进行产前检查情况，有无异常情况（如血压增高、头晕、心悸、皮肤瘙痒、阴道流血等）。若有异常情况，应记录发病的时间、地点、起病缓急、前驱症状、可能的原因或诱因。

3. 主要症状特点及其发展变化情况　按发生的先后顺序描述主要症状的部位、性质、持续时间、程度、缓解或加剧因素，以及演变发展情况。

4. 伴随症状 记录伴随症状，描述伴随症状与主要症状之间的相互关系。

5. 发病以来诊治经过及结果 记录患者发病后到入院前，在院内、外接受检查与治疗的详细经过及效果。对患者提供的药名、诊断和手术名称需加引号（""）以示区别。

6. 一般情况 简要记录孕妇（患者）孕期（或发病后）的精神状态、睡眠、食欲、大小便、体重等情况。

7. 其他 与本次疾病虽无紧密关系、但仍需治疗的其他疾病情况，可在现病史后另起一段予以记录。

四、既往史

既往史是指患者过去的健康和疾病情况。内容包括既往一般健康状况、疾病史、传染病史、预防接种史、手术外伤史、输血史、食物或药物过敏史等。其中手术外伤史应注意有无下腹部手术史，特别是子宫的手术。

五、个人史、婚育史、月经史、家族史

1. 个人史 记录出生地及长期居留地，生活习惯及有无烟、酒、药物等嗜好，职业与工作条件及有无工业毒物、粉尘、放射性物质接触史，有无冶游史。

2. 婚育史、月经史 包括婚次、婚姻状况、结婚年龄、配偶健康状况、有无子女、是否近亲结婚（直系三代及三代旁系血亲）等。生育史包括足月产、早产及流产次数及现存子女数，以四个阿拉伯数字表示。如足月产 1 次、无早产、流产 2 次、现存子女 1 人，表示为 1 - 0 - 2 - 1；或用孕 3 产 1（G_3P_1）表示。记录分娩方式，有无难产等不良孕产史，新生儿出生情况，有无产后出血或产褥感染史。自然流产、人工流产情况。末次分娩或流产日期等。月经史注意记录初潮年龄、行经天数、周期时间、末次月经时间、月经量、经期伴随症状等情况。

3. 家族史 父母、兄弟、姐妹健康状况，有无与患者类似疾病，有无家族遗传倾向的疾病。

六、体格检查

应当按照系统循序进行书写。内容包括体温、脉搏、呼吸、血压，一般情况，皮肤、黏膜，全身浅表淋巴结，头部及其器官，颈部，胸部（胸廓、肺部、心脏、血管），腹部（肝、脾等），直肠肛门，外生殖器，脊柱，四肢，神经系统等。

七、专科情况

为产科专科检查。若为妊娠早期保胎孕妇，一般可不行阴道检查，若为需要，动

作应轻柔。孕中晚期检查应包括：子宫底高度和长度、腹围、胎心情况、胎位、是否衔接、骨盆外测量等结果；若已出现子宫收缩，应注意是否规律（间歇和持续时间）、宫缩强度；若出现阴道流血、流液，应注意其量、颜色、性状及伴随症状等（见示例：产科检查）。

八、辅助检查

辅助检查是指入院前所做的与本次疾病相关的主要检查及其结果。应分类按检查时间顺序记录检查结果，如系在其他医疗机构所作检查，应当写明该机构名称及检查号。

九、初步诊断

初步诊断是指经治医师根据患者入院时情况，综合分析所作出的诊断。如初步诊断为多项时，应当主次分明。对待查病例应列出可能性较大的诊断。产科病历诊断常将产科诊断列在首位，再按照主次之分，一一列出。

十、书写入院记录的医师签名

示例：

入 院 记 录

姓名：陈某某	性别：女
年龄：27 岁	民族：苗族
身份证号：＊＊＊＊＊＊＊＊＊＊＊＊＊＊＊	出生地：贵州省黔东南州×县
婚姻：已婚	职业：公务员
工作单位：＊＊＊＊＊＊＊＊＊＊	住址：＊＊＊＊＊＊＊＊＊＊＊＊＊＊
病史陈述者：孕妇本人	可靠性：可靠
费用类别（医疗付款方式）：城镇医保	入院日期：2018 年 9 月 12 日 9：00 时
病史采集日期：2018 年 9 月 12 日 9：10 时	病史记录日期：2018 年 9 月 12 日 9：30 时

主诉：停经 39^{+3} 周，阴道流液 2 小时，下腹阵痛 1 小时。

现病史：平素月经规律，LMP 2017 年 12 月 9 日，EDC 2018 年 9 月 16 日。妊娠早期出现轻微恶心早孕反应，于孕 $3^{±}$ 月自然消失；妊娠早期无阴道流血、发热史，否认有毒、有害物质及放射线等接触史。孕 4^{+} 月自感胎动至今，孕 $8^{±}$ 月开始出现双下肢踝关节周水肿，休息后减轻。孕期按时在本院进行产检，均提示无异常。孕期无头昏、眼花、心悸、乏力、皮肤瘙痒等不适。今日晨起 7：00，自觉阴道水样液体流出，改变体位及增加腹压加剧，随之下腹胀痛不适，间歇约 30 分钟，持续 10～15 秒，于晨 8：00 增强至间歇 5～6 分钟，持续 35～40 秒，不伴有阴道流血等。遂在家属护送下就诊于产科门诊。门诊以"G_2P_0 39^{+3} 周宫内孕临产"收入我科。受孕以来，精神、睡眠、食欲尚可，大小便正常，体重增加 16.5kg。

既往史：平素体健，否认有高血压病、糖尿病、肝炎、肺结核、血友病等病史。否认有外伤史、手术史及输血史。否认有药物及食物过敏史。预防接种史不详。

个人史：原籍出生、长大，从事公务员工作；否认到过疫区；否认吸烟、吸毒及酗酒等无不良嗜好；否认冶游史。

婚姻生育史：已婚，配偶体健，夫妻和睦。G_2P_0，2017 年 3 月人工流产 1 次，手术顺利，术后无异常。月经初潮 14 岁，周期规则 32～34 天，经期 4～5 天，月经量中，色暗红，无痛经。白带量中等，无异味。

家族史：否认家族中有类似疾病患者，否认家族中有肝炎、肺结核、高血压病、糖尿病、血友病及肿瘤等疾病。

系统回顾：无特殊病史。

体 格 检 查

T：37.8℃ P：92 次/分 R：16 次/分   BP：110/68mmHg 体重：65kg

一般情况：发育正常，营养中等，神志清晰，自动体位，查体合作。

皮肤黏膜：无黄染，弹性好，未见皮疹、出血点、瘀斑、紫癜、瘢痕及蜘蛛痣，毛发分布正常。

淋巴结：全身及局部淋巴结均未触及肿大。

头部及其器官：

头颅：大小正常，无畸形、压痛和结节，头发润泽，分布均匀。

眼：眉毛无脱落，眼睑无水肿，无下垂及闭合困难，眼球运动自如，无突出、斜视、震颤，结膜红润，无充血、出血点，巩膜无黄染，角膜透明，双侧瞳孔大小正常，等大等圆，对光反射灵敏，辐辏反射存在。

耳：耳廓无畸形，无结节，外耳道无分泌物，乳突无压痛。

鼻：无畸形，无鼻翼扇动，鼻腔通畅，中隔无弯曲，鼻黏膜正常，无出血及脓性分泌物，鼻旁窦区无压痛。

口腔：口唇无发绀，颊黏膜无出血点、溃疡，无龋齿，舌体大小正常、居中，活动正常，咽部无充血，扁桃体无肿大及脓性分泌物。

颈部：柔软，两侧对称；未见颈静脉怒张、颈动脉异常拨动；肝－颈静脉回流征阴性；气管居中，甲状腺未触及肿大。

胸部：胸廓对称，无畸形，无局部隆起及压痛；两侧乳房等大、对称，乳头无凹陷，未触及肿块。

肺脏：

视诊：两侧呼吸运动对称，节律整齐。

触诊：两侧呼吸活动度对称，语颤无增强或减弱，无胸膜摩擦感、皮下捻发感。

叩诊：呈清音，两肺下界在锁骨中线第 6 肋间、腋中线第 8 肋间、肩胛下角线第 10 肋间，肺下缘动度 3cm。

听诊：两肺呼吸音清，未闻及干、湿啰音和胸膜摩擦音。

心脏：

视诊：心前区无隆起，心尖搏动在第 4～5 肋间左锁骨中线外 2cm 处，搏动范围约 2cm。

触诊：心尖搏动位置同上，心尖部未触及震颤及摩擦感。

叩诊：心界向左上稍移位，心界大小如下表所示。

右界（cm）	肋间	左界（cm）
2	II	3
2	III	5
3	IV	7
	V	10

（左锁骨中线距胸骨中线为 8cm）

听诊：心率 108 次/分，节律整齐，心尖部可闻及 SM 1/2 级柔和吹风样收缩期杂音。未闻及二尖瓣开瓣音、奔马律及心包摩擦音。

血管：

桡动脉：脉率 108 次/分，律齐，搏动有力。

腹部：

视诊：腹膨隆，宫底剑突下一横指；无皮疹、蜘蛛痣及腹壁静脉曲张，未见肠型及胃肠蠕动波。

触诊：腹软，无压痛，无反跳痛。因妊娠子宫增大，肝脾未能满意触及。

叩诊：因妊娠子宫增大，未查。双肾区无叩击痛。

肛门及外生殖器：外阴已婚初产式，无疖肿及脓性分泌物，尿道口无炎症，无肛门裂、痔、脱肛、瘘管等，直肠指诊未检查。

脊柱四肢：脊柱生理弯曲存在，无畸形，无压痛及叩击痛。活动自如。四肢关节无肿痛，无畸形，无杵状指（趾），双下肢踝关节周轻度水肿。

神经系统：腹壁反射、膝反射存在，病理反射未引出，脑膜刺激征阴性。

产 科 检 查

宫高 38cm，腹围 98cm，胎方位 LOA 位，胎心音位脐左下方，胎心率 148 次/分，律齐。骨盆外测量：髂棘间径 24cm、髂嵴间径 26cm、骶耻外径 19cm、坐骨结节间径 8.5cm。直肠指诊：前羊水囊未触及，坐骨棘间径约 10cm，先露头，S = -3，宫颈管消失 75%，宫口容一指尖，骶骨弯度，坐骨切迹宽度正常，尾骨活动度好。增加腹压见少量清亮水样液体自阴道流出。

辅 助 检 查

血常规：WBC：$7.39 \times 10^9/L$ ，RBC $3.62 \times 10^{12}/L$ ，N 67.40% ，HGB 103g/L，PLT $154 \times 10^9/L$。血型"B"型，Rh 阳性。

心电图：窦性心律，正常心电图。

B超：胎儿双顶径 9.8cm，股骨长 7.0 cm，胎儿颈部见 U 型压迹，前壁胎盘，成熟度Ⅲ$^+$级，羊水最大暗区 5.8cm。

胎心电子监护提示 CST 阴性。

初步诊断：1. G_2P_0 39^{+3}周宫内孕 LOA 位临产

2. 胎膜早破

3. 巨大胎儿?

住院医师签名：杨××

上级医师签名：罗××

日期：2018 年 9 月 12 日 9：50 时

第八章　妇科病历书写

【实训目的】

掌握妇科病历书写规范及内容。

【实训内容】

一、病史

（一）主诉

主诉是指促使患者就诊的主要症状（或体征）与持续时间。

（二）现病史

详细询问主要症状的发生、发展、起病后检查和治疗变化的全部过程。应以主诉症状为核心，按时间顺序书写。

1. 主诉为阴道流血或月经异常者　须详记初潮年龄，以往月经周期、出血量及出血持续时间，有无血块，有无痛经及痛经程度，出现时间及变化；末次月经情况，有何全身症状，有无鼻出血、皮肤紫癜等。

2. 主诉为白带增多者　注意发病时间，白带性状、量、色、有无异味，有无伴随症状（如外阴瘙痒、下腹疼痛、泌尿系症状等），白带排出量与月经、孕、产关系等。

3. 主诉为腹部包块者　应记录发病时间，包块部位、大小、增长速度、活动度、硬度及有无压痛，月经变化，有无慢性或急性腹痛，有无膀胱、直肠或胸部受压迫症状，注意与妊娠、腹水及尿潴留等相鉴别。

4. 主诉为腹痛者　详细询问发作时间、性质、程度、频率、发作诱因或其他症状（如闭经、早孕反应等），腹痛发作部位、有无转移、伴发症状（如发热、呕吐、休克、尿频、腹泻、肛门坠胀等），治疗情况，以及以往有无发作史或手术史。

5. 患者如有其他专科伤病而未痊愈者，均应在现病史中另段扼要记述。

（三）既往史

有无肺结核、阑尾炎、甲状腺肿，有无胃肠、心肾及血液系统疾病及接触有害物质史。如曾行手术，须了解手术名称、效果及对麻醉药品的反应。

（四）个人史

记录出生地及长期居留地，生活习惯及有无烟、酒、药物等嗜好，职业与工作条件及有无工业毒物、粉尘、放射性物质接触史，有无冶游史。

（五）月经婚育史

1. 月经史 初潮年龄、持续日数及周期，经血量、颜色，有无血块，有无伴随症状（包括经前和经期有无不适，如乳房胀痛、水肿、精神抑郁等，有无痛经及疼痛部位、性质、程度以及痛经起始和消失时间）。末次月经（LMP）及前次月经（PMP）时间及其经量和持续时间。绝经年龄及绝经后情况。

2. 婚姻史 结婚年龄或再婚年龄、是否近亲结婚、丈夫健康情况。不孕症者，须了解性生活情况。

3. 孕产史 初孕年龄，孕产次（包括足月产次、早产、流产、人工流产、现有子女数），分娩方式及有无难产史，有无感染、大出血等异常情况。自然流产或人工流产情况。末次妊娠日期。采用何种避孕措施，效果如何，有无副作用或并发症。

（六）家族史

有无遗传性或传染性疾病，如血友病、高血压、糖尿病、癌症、结核等。

二、体格检查

妇科体格检查包括下腹部、外阴部及阴道窥器检查，双合诊、三合诊或直肠指诊。

1. 腹部检查 腹部形态，有无肌紧张、压痛、反跳痛，有无肿块（部位、大小、形状、质地、活动度、压痛）及移动性浊音。

2. 妇科检查

外阴：发育情况及婚产型（未婚、已婚未产或经产），有无畸形，有无肿块、皮疹、皮损等。阴毛分布：正常；异常。

阴道：是否通畅，黏膜情况，分泌物是否异常，其量、色、气味、性状及有无赘生物。

宫颈：大小、硬度，有无糜烂样改变、撕裂、息肉、腺囊肿、赘生物，有无接触性出血、举痛及摇摆痛等。

宫体：位置、大小、活动度、质地、形态，有无压痛。

附件：有无增厚、包块、压痛。若扪及块物，记录其位置、大小、硬度、活动度，表面光滑与否，有无压痛以及与子宫、盆壁关系。

三、辅助检查

三大常规，凝血四项，白带常规，宫颈细胞学检查（宫颈细胞刮片、TCT），宫颈分泌物支原体、衣原体检查，阴道镜，宫腔镜，B超（妇科、腹部肝胆胰脾、泌尿系等），X线，CT，MRI，肿瘤四项，性激素，CA125，CA199，hCG，孕酮等。

示例：

入 院 记 录

姓名：张××　　　　　　　　　　　　性别：女

年龄：45岁　　　　　　　　　　　　民族：侗族

身份证号：＊＊＊＊＊＊＊＊＊＊＊＊＊＊　出生地：贵州省黔东南州×县

婚姻：已婚　　　　　　　　　　　　职业：在家待业

工作单位：＊＊＊＊＊＊＊＊＊　　　　住址：＊＊＊＊＊＊＊＊＊＊＊＊＊＊＊＊

病史陈述者：患者本人　　　　　　　　可靠性：可靠

费用类别（医疗付款方式）：农村医疗合作　入院日期：2018年10月12日9：00时

病史采集日期：2018年10月12日9：10时　病史记录日期：2018年10月12日9：30时

主诉：体检发现"子宫肌瘤"6年，经量增多1^+年。

现病史：平素月经规律，4～5/28～30天，量中，每次用卫生巾约15片，无痛经，末次月经2018年5月6日。6年前体检发现"子宫肌瘤"，B超提示：肌壁间肌瘤，2cm×2cm大小。经量、经期无改变，未做特殊治疗，行门诊随访。自述B超提示肌瘤逐年增大，具体不详。但无不适，未治疗。1^+年前开始出现经量增多，大量血块，每次用卫生巾30余片，经期延长为6～7天，周期缩短为19～25天，伴头晕、乏力，无腹痛。近半年来感尿频，1次/小时，尿量少，无尿急、尿痛，常有便秘。自患病以来，白带增多，发黄，偶有异味，无不规则阴道出血，无同房后出血及下腹痛。今进一步诊治就诊我院，门诊拟"子宫肌瘤"收入院。病来精神食欲可，二便如前述，体重无显著增减。

既往史：既往12年前因"胰腺炎"于我院住院治疗，否认糖尿病、心脏病、高血压、肾病等慢性病史。

传染病史：否认肝炎、结核、伤寒等传染病史。

预防接种史：预防接种史不详。

手术外伤史：否认手术史及外伤史。

输血史：否认输血史。

药物及食物过敏史：否认药物及食物过敏史。

个人史：出生并长期居住于原籍；否认到过疫区，无疫水接触史；在家赋闲，生活条件一般；否认吸烟、饮酒等不良生活习惯及嗜好。

冶游史：否认冶游史。

婚姻史：20岁结婚，配偶体健，夫妻关系和睦。

月经史和生育史：平素月经规律，末次月经2018年5月6日，13岁月经初潮，月经周期 6~7 天/19~25 天，量增多，色暗红，伴大量血块，无痛经史，白带增多，发黄，偶有异味，G_2P_2，于 1998 年、2004 年分别产 1 男 1 女，均健在，否认人工流产、药物流产、自然流产等病史。

家族史：父母体健；否认家族成员有"高血压、糖尿病、冠心病、肿瘤"等病史。

体 格 检 查

T：36.2℃　P：70 次/分　R：17 次/分　BP：110/70mmHg　体重：52kg

一般情况：发育正常，营养中等，贫血貌，自主体位，步入病房，神志清楚，查体合作。

皮肤巩膜、黏膜：面色、口唇、甲床皮肤黏膜稍苍白，无出血点及瘀斑，皮肤弹性可，无皮下结节、肿块及水肿。无溃烂及瘢痕，无肝掌及蜘蛛痣。毛发分布正常。

全身浅表淋巴结：耳前、耳后、乳突区、枕骨下区、颈后三角、颈前三角、颌下、锁骨上窝、腋窝、滑车上、腹股沟、腘窝区等浅表淋巴结均未扪及肿大。

头颅、五官：无畸形。眉毛无稀疏、脱落。眼球运动正常，双侧瞳孔圆形等大，对光反射灵敏，巩膜无黄染，睑结膜无苍白，结膜无充血。耳廓对称无畸形，外耳道无异常分泌物，听力正常。双侧鼻腔通气正常，无鼻翼扇动，鼻旁窦区无压痛，分泌物正常，无鼻出血。口唇稍苍白，舌苔薄白，咽部无充血水肿，扁桃体无肿大，无脓苔附着。

颈部情况：颈静脉无怒张，颈软，气管居中，肝颈反流征阴性，未见颈动脉异常搏动，甲状腺无肿大，未闻及甲状腺血管杂音。

胸部情况（含胸廓、肺部、心脏、血管等）：胸廓对称无畸形，无桶状胸，肋间隙无明显增宽及变窄，胸壁静脉无曲张，乳房丰满，乳头凸；呼吸运动双侧相等，节律规则，呼吸运动无明显增强及减弱，两侧相等，语音震颤双侧对称，无胸膜摩擦感，双肺叩诊呈清音，双肺呼吸音清，未闻及干、湿性啰音，无胸膜摩擦音；心前期无隆起，心尖搏动在左侧第 5 肋间锁骨中线内 1cm，心尖触诊在左侧第 5 肋间锁骨中线内 1cm，未触及震颤及心包摩擦感，无抬举样搏动，锁骨中线距前正中线 9cm，心率 76 次/分，律齐，心音无增强及减弱，二尖瓣、主动脉瓣、肺动脉瓣瓣膜听诊区未闻及病理性杂音及心包摩擦音。桡动脉搏动两侧相等，无短绌脉、水冲脉，无枪击音，血管弹性正常。

腹部情况（含外形、腹部望、触、叩、听）：腹稍膨，未见胃肠型及蠕动波，无腹壁静脉曲张，腹软，全腹无压痛、反跳痛及肌紧张，肝脾肋下未扪及，双肾区无叩痛，移动性浊音阴性，肠鸣音约 4 次/分。

直肠、肛门、外生殖器：直肠及肛门未查，外生殖器见专科情况。

脊柱、四肢：脊柱、四肢发育正常，无畸形，局部未扪及包块，无压痛，活动自如。关节无红、肿，双下肢无水肿。

神经系统检查：腹壁反射、角膜反射正常、膝反射、肱二头肌反射、肱三头肌反射等生理反射均存在，巴宾斯基征、霍夫曼征、戈登征等病理征均未引出。

妇 科 检 查

外阴：外阴发育正常，阴毛呈倒三角形分布。

阴道：阴道畅，黏膜颜色正常，分泌物色白，量不多，无异味。

宫颈：宫颈光滑，无赘生物及接触性出血，无举摆痛。

子宫：子宫前位，孕 15$^+$ 周大，形态不规则，多个凸起，质硬，活动好，无压痛。

附件：双附件区未扪及明显包块，无压痛。

辅 助 检 查

血常规（2018 年 5 月 19 日，本院）：WBC 5.5×10^9/L，NEU 60%，HBG 95g/L，PLT 224×10^9/L。

彩超（2018 年 5 月 19 日，本院）：子宫前位 10.4cm×9.7cm×9.5cm，回声不均，右底部低回声结节 8.3cm×5.8cm×6.9cm，右前壁外凸低回声结节 5.2cm，左侧壁不均结节 5.7cm×5.4cm×3.1cm，后壁不均结节 5.7cm。内膜回声中等 0.6cm。双卵巢（－）。子宫动脉 RI 0.74，PI 1.61，结节周边血流信号丰富 RI 0.57，PI 0.92，内部血流信号 RI 0.67，PI 1.00，提示：多发性子宫肌瘤。

初步诊断：1. 多发性子宫肌瘤

　　　　　 2. 贫血（轻度）

　　　　　　　　　　　　 住院医师签名：杨××

　　　　　　　　　　　　 上级医师签名：陶××

　　　　　　　　　　　　 日期：2018 年 10 月 12 日 9：30 时

第九章　妇科检查及常用特殊检查

项目一　妇科检查

【实训目的】

1. 掌握妇科检查的用物准备、检查前注意事项及妇科检查结果的记录。
2. 熟悉双合诊、三合诊、肛腹诊检查操作方法及临床应用。

【实训用物】

女性生殖器模型、一次性妇检垫、阴道窥器、一次性手套、生理盐水、消毒肥皂水、长镊子、干棉球、立灯、污物桶、污物浸泡桶（内存消毒液）。

【实训内容】

嘱患者排空膀胱，臀下垫一次性妇检垫，取膀胱截石位（图9－1）。检查者站检查床尾面对患者。

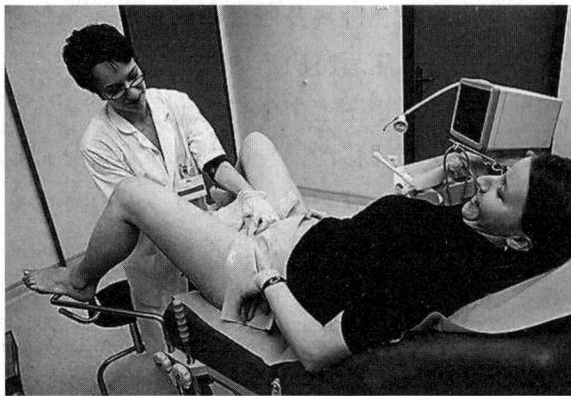

图9－1　膀胱截石位

1. 外阴部检查　观察外阴发育及阴毛分布情况，有无畸形、皮炎、溃疡、赘生物或肿块，注意皮肤及黏膜色泽、质地变化。分开小阴唇，暴露阴道前庭观察尿道口和阴道口。观察尿道口周围黏膜色泽及有无赘生物。查看处女膜情况及婚产型。嘱患者用力向下屏气，观察有无阴道前后壁膨出、子宫脱垂及尿失禁等。

2. 阴道窥器检查 根据患者阴道壁松弛情况，选择适合的阴道窥器，表面涂润滑剂（若做宫颈细胞学检查或取阴道分泌物检查时，不应涂润滑剂，可用生理盐水润滑）。检查者用一手拇指与示指将两侧小阴唇分开，另一手将阴道窥器两叶并拢，沿着阴道后侧壁缓慢插入阴道内，一边推进一边将阴道窥器旋转摆正，同时逐渐缓慢张开两叶，暴露宫颈、阴道壁及穹隆部，然后旋转窥器，充分暴露阴道各壁（图9-2）。观察：①宫颈大小、颜色，宫颈外口的形状，有无出血、柱状上皮移位、撕裂、外翻、息肉、腺囊肿、肿块，宫颈管内有无出血或分泌物。②阴道各壁黏膜颜色，皱襞多少，有无畸形、溃疡、赘生物及囊肿。③注意分泌物的量、性状、色泽、气味。检查结束，将阴道窥器前后两叶合拢后，沿阴道侧后壁缓慢取出。

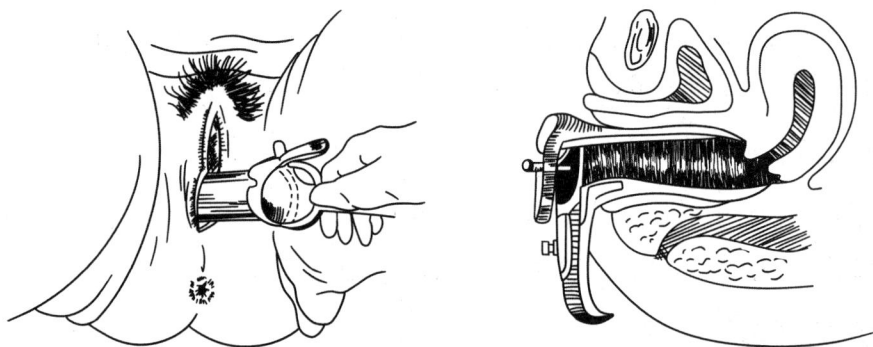

图9-2 阴道窥器检查

3. 双合诊检查 检查者一手中指和示指顺阴道后壁轻轻插入阴道，检查阴道通畅度、深度、弹性，有无畸形、瘢痕、肿块及阴道穹隆情况，再触宫颈大小、形状、硬度及外口情况，有无接触性出血。随后将阴道内两指放在宫颈后方，另一只手手掌心朝下手指平放在患者腹部平脐处，当阴道内手指向上向前抬举宫颈时，腹部手指往下往后按压腹壁，并逐渐向耻骨联合部移动，通过内、外手指分别抬举和按压，相互协作，扪清子宫的位置、大小、形状、软硬度、活动度以及有无压痛。将阴道内两指由宫颈后方移至一侧穹隆部，尽可能往上向盆腔深部扪触，与此同时，另一手从同侧下腹壁髂嵴水平开始，由上往下按压腹壁，与阴道内手指相互对合，以触摸附件区有无肿块、增厚或压痛。若扪及有肿块，应查清其位置、大小、形状、软硬度、活动度、与子宫的关系、有无压痛等（图9-3）。

4. 三合诊检查 经直肠、阴道、腹部联合检查的方法称三合诊。检查者一手示指放入阴道，中指放入直肠，其余检查步骤与双合诊相同。三合诊检查目的是扪清后倾或者后屈子宫的大小，发现子宫后壁、子宫直肠陷凹、宫骶韧带及双侧盆腔后部的病变，估计盆腔内病变范围。对于生殖器肿瘤、结核、子宫内膜异位症、炎症的检查尤为重要（图9-4）。

5. 直肠-腹部诊 检查者一手示指伸入直肠，另一手在下腹部配合检查的方法，称直肠－腹部诊。适用于无性生活史、阴道闭锁或其他原因不宜进行双合诊的患者（图9－5）。

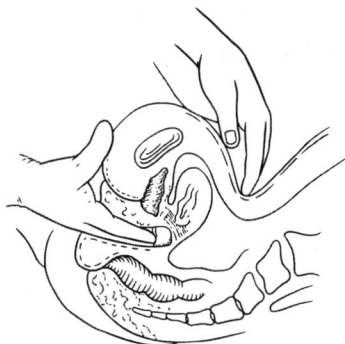

图9－3 双合诊检查

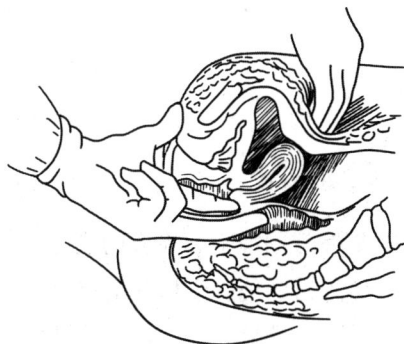

图9－4 三合诊检查

6. 记录检查结果 盆腔检查结束后应按解剖部位及检查顺序记录检查结果。

外阴：发育情况及婚产式（未婚、已婚未产或经产）。有异常发现时详细描述。

阴道：是否通畅，黏膜情况，分泌物量、色、性状以及有无臭味。

子宫颈：大小、硬度，有无柱状上皮移位、撕裂、息肉、腺囊肿，有无接触性出血、举痛等。

子宫体：位置、大小、形态、硬度、活动度，有无压痛等。

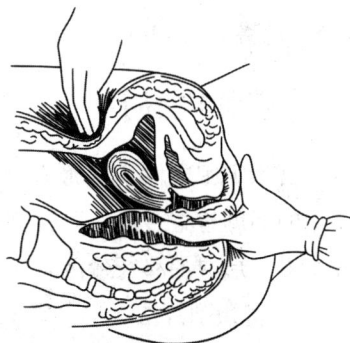

图9－5 直肠－腹部诊

双侧附件：有无块物、增厚及压痛，若扪及块物，记录其位置、大小、硬度，表面光滑与否、活动度，有无压痛以及与子宫及盆壁关系。左右两侧分别记录。

【注意事项】

1. 检查过程中关心体贴患者，做到态度严肃、语言亲切、检查仔细、动作轻柔，并嘱患者放松腹肌配合检查。

2. 除尿失禁患者外，检查前均应排空膀胱，必要时导尿。大便充盈者应于排便或灌肠后检查。

3. 一次性妇检垫及一次性手套一人一换，以避免感染或交叉感染。

4. 无性生活史者禁做双合诊、三合诊及阴道窥器检查，确因病情需要做以上检查时，须征得患者及其家属同意并签字后，方可进行检查，或行直肠－腹部检查。

5. 避免在月经期行妇科检查，若为阴道异常流血必须检查时，检查前应做好外阴消毒，所用器械及手套均应消毒，以防感染。

6. 疑有盆腔内病变的腹壁肥厚、高度紧张不合作者，盆腔检查不满意时，可在麻醉下检查或行盆腔超声检查。

项目二　宫颈细胞学检查

【实训目的】

1. 掌握宫颈细胞学检查的临床意义和检查结果的诊断意义。
2. 熟悉宫颈细胞学检查的操作方法。

【实训用物】

阴道窥器、宫颈刮板或宫颈取样刷、载玻片、无菌干棉球及棉签、装有固定液（95% 乙醇）及细胞保存液标本瓶、一次性妇检垫、一次性手套。

【实训内容】

宫颈细胞学检查是筛查早期子宫颈癌的重要方法，对患者无创伤，是一种简便、实用的辅助检查方法。取材部位在宫颈的原始鳞 – 柱状上皮交界部与生理鳞 – 柱状上皮交界部形成的移行带区。

1. 宫颈刮片法

（1）嘱患者排空膀胱后脱去一条裤腿，上检查床，臀下铺一次性妇检垫，取膀胱截石位。

（2）检查者站于患者两腿之间，戴一次性手套。

（3）放置阴道窥器，暴露子宫颈，用大棉签轻轻拭去宫颈口及周边的分泌物。

（4）用特制的刮板在宫颈外口的鳞 – 柱状上皮交界处以外口为圆心旋刮 1 周（图 9 – 6）。将刮取物涂片检查：在玻片上向一个方向涂抹，一次涂开，薄而均匀，勿重复来回涂抹。

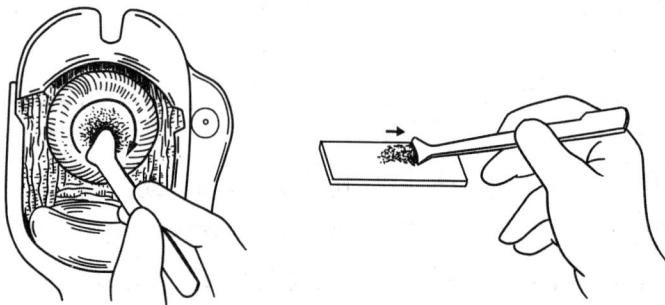

图 9 – 6　宫颈细胞学检查（刮片）

（6）涂片晾干后置于 95% 乙醇中固定 15 分钟。

（7）将玻片做好标记，及时送检。

2. 宫颈刷片法（TCT）

（1）患者准备步骤同宫颈刮片法。

（2）将一次性宫颈取样刷较长部分插入宫颈管内，达宫颈外口上方 10mm 左右，外侧毛刷抵住宫颈外口（即取宫颈外口的鳞 – 柱状交界移行区细胞标本），操作者力度适中地推向宫颈并朝同一方向旋转 3 周（取材不满意者视情况酌情增加刷取圈数）（图 9 – 7）。

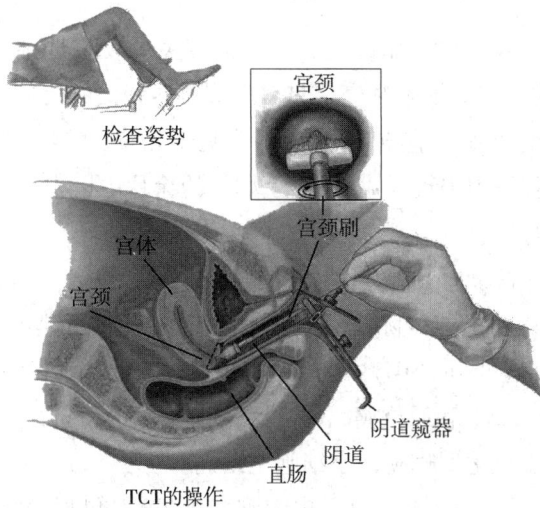

图 9 – 7　宫颈细胞学检查（TCT）

（3）将附于小刷上的标本均匀涂布于玻片上或洗脱于保存液中。也可握住取好样的细胞刷柄部，将刷头推入装有保存液的小瓶，拧紧瓶盖。

（4）在标本瓶上做好标记，及时送检。

3. 结果判读　宫颈细胞学诊断的报告形式主要有分级诊断及描述性诊断两种。推荐应用描述性诊断，即 TBS 分类法。

（1）子宫颈巴氏分类法诊断标准　巴氏Ⅰ级：正常。为正常细胞涂片。巴氏Ⅱ级：炎症。细胞核增大，淡染或有双核，可见核周晕或胞质内空泡。分为ⅡA，ⅡB；ⅡB 是指个别细胞核异质明显但又不支持恶性。巴氏Ⅲ级：可疑癌。主要是核异质，表现为核大深染，核形不规则或双核。巴氏Ⅳ级：高度可疑癌。细胞具有恶性特征，但涂片中恶性细胞较少。巴氏Ⅴ级：癌，具有典型的多量癌细胞。巴氏分级法的缺点较多，故已逐步被 TBS 分类法所取代。

（2）TBS 分类法　在我国正在逐步推广，TBS 描述性诊断的主要内容如下。

1）未见上皮内病变细胞和恶性细胞

①病原体　a. 滴虫：呈梨形、卵圆形或圆形，直径 15～30μm，一般见不到鞭毛。b. 假丝酵母菌：多数由白色假丝酵母菌引起，其余是由其他真菌引起。涂片中可见假菌丝和孢子及上皮细胞被菌丝穿捆。c. 细菌：正常情况下，乳酸杆菌是阴道的主要菌群，在细菌性阴道病患者，菌群发生转变，涂片中有明显的球杆菌。此外还可见放线菌，多见于使用宫内节育器的妇女。d. 单纯疱疹病毒：感染生殖道的主要是疱疹Ⅱ型病毒。被感染的细胞核增大，可以是单核或镶嵌的多核，核膜增厚，核呈"毛玻璃"样改变。核内可出现嗜酸性包涵体，包涵体周围常有空晕或透明带环绕。e. 衣原体：细胞学对衣原体诊断的敏感性和可重复性有争议，有更特异的检查方法如培养、ELISA和 PCR。

②非瘤样发现　a. 反应性细胞改变：与炎症有关的反应性细胞改变（包括典型的修复）；与放疗有关的反应性细胞改变；与宫内节育器相关的反应性细胞改变。b. 子宫切除术后的腺细胞。c. 萎缩（有或无炎症）：常见于儿童、绝经期和产后。

③其他　子宫内膜细胞出现在 40 岁以上妇女的涂片中，未见上皮细胞异常。

2）上皮细胞异常

①鳞状上皮细胞异常　a. 不典型鳞状细胞（ASC）：包括无明确诊断意义的不典型鳞状细胞（ASC－US）和不能排除高级别鳞状上皮内病变不典型鳞状细（ASC－H）。b. 低级别鳞状上皮内病变（LSIL）：与 CIN1 术语符合。c. 高级别鳞状上皮内病变（HSIL）：包括 CIN2、CIN3 和原位癌。d. 鳞状细胞癌：若能明确组织类型，应按下述报告：角化型鳞癌；非角化型鳞癌；小细胞型鳞癌。

②腺上皮细胞改变　a. 不典型腺上皮细胞（AGC）：包括子宫颈管细胞 AGC 和子宫内膜细胞 AGC。b. 腺原位癌（AIS）。c. 腺癌：若可能，则判断来源：子宫颈管、子宫内膜或子宫外。

③其他恶性肿瘤　原发于子宫颈和子宫体的不常见肿瘤及转移癌。

【注意事项】

1. 告知患者取材前 24 小时内避免阴道冲洗、检查、上药、性交等。

2. 检查所用器具应无菌干燥，不粘有化学药品及润滑剂。

3. 动作要轻柔，以免损伤组织而出血，影响检查结果。

4. 老年人鳞－柱状上皮交界上升至宫颈管内侧，应用盐水棉签取颈管分泌物标本做涂片检查。

5. 涂片液基细胞学特别是用薄层液基细胞学检查制作的单层细胞涂片观察效果更好。

【知识链接】

子宫颈脱落细胞 HPV 检测

（一）HPV 感染与子宫颈癌及其癌前病变的关系

目前流行病学和分子生物学资料表明，人乳头瘤病毒（HPV）感染能够引起子宫颈上皮内病变及子宫颈癌的发生，高危型别 HPV 的持续感染是促使子宫颈癌发生的最主要因素。因此，HPV 感染的早期发现、准确分型和病毒定量对于子宫颈癌防治具有重要意义，将 HPV 检测作为子宫颈癌及其癌前病变的常规筛查手段已逐渐在临床上推广。

HPV 有多种基因型，目前已知的有 160 多个型别。根据生物学特征和致癌潜能，HPV 被分为高危型和低危型。高危型如 HPV 16、18、31、33、35、39、45、51、52、56、58、59、66、68 等 10 余种与癌及癌前病变相关；低危型 HPV 6、11、42、43、44 等主要与轻度鳞状上皮损伤和泌尿生殖系统疣、复发性呼吸道息肉相关。HPV 的型别还与引起的子宫颈癌的病理类型相关：子宫颈鳞癌中主要感染 HPV 16 为主，而子宫颈腺癌中主要感染 HPV 18 为主。

（二）HPV 检测方法

大部分 HPV 感染者无临床症状或为亚临床感染，只能通过 HPV 检测得知。临床上用于检测 HPV 的方法包括细胞学方法、免疫组化、原位杂交、斑点杂交、核酸印迹和 PCR 等。

1. 传统检测方法　主要通过形态学和免疫学方法对 HPV 进行检测，其特异度和灵敏度均不够理想，存在较高的假阳性率和假阴性率，且不便于对 HPV 进行分型，目前应用较少。

2. PCR 检测 HPV DNA　此类方法可检测核酸杂交阳性标本中的 HPV DNA 片段，灵敏度高，不仅可以对 HPV 阳性感染者进行确诊，还可以进行 HPV 的分型。其缺陷在于它的高灵敏性易因样品的交叉污染而导致假阳性结果。

3. 杂交捕获 HPV DNA 分析　此类方法有较好的特异度和敏感度，可以进行 HPV 分型，各种核酸杂交检测方法有一定的优缺点。

4. 病理组织学检查　结合原位杂交技术应用组织或细胞在病理切片上和分子探针进行 HPV DNA 杂交，既可观察组织学形态变化，也可对 HPV 进行分型检测，是较理想的病理学检测及研究方法。

（三）HPV 检测的临床应用

高危型 HPV 感染的检测对于预防和早期发现子宫颈癌及其癌前病变有非常重要的意义。HPV 检测主要用于子宫颈癌筛查中的以下几方面。

1. 与细胞学检查联合用于子宫颈癌初筛，有效减少细胞学检查的假阴性结果。

2. 单独用于子宫颈癌初筛，HPV 检测阳性妇女进一步用细胞学分流。鉴于 HPV 在年轻妇女中感染率高且多为一过性感染，故不推荐 25 岁以下妇女采用 HPV 初筛。各型别 HPV 对子宫颈上皮的致病力并不相同，如 HPV 16 或 HPV 18 阳性妇女发生高级别病变的风险显著高于其他型别，故 HPV 16 或 HPV 18 阳性者，可直接转诊阴道镜。

3. 用于细胞学初筛，为 ASC‐US 分流，以避免因过度诊断和治疗给患者及医师造成负担。

4. 用于子宫颈高度病变手术治疗后患者的疗效判断和随访监测，若术后 HPV 检测持续阳性，提示有残余病灶或复发可能，需严密随访。

项目三　宫颈活组织检查

【实训目的】

1. 掌握宫颈活组织检查的操作方法。
2. 熟悉宫颈活组织检查的临床意义。

【实训用物】

宫颈钳、宫颈活检钳、弯盘、带尾纱布、棉球、棉签、阴道窥器、备有固定液的标本瓶、消毒液、一次性妇检垫、无菌手套等。

【适应证】

1. 阴道镜诊断为子宫颈 HSIL 或可疑癌者。
2. 阴道镜诊断为子宫颈 LSIL，但细胞学为 ASC‐H 及以上或 AGC 及以上、或阴道镜检查不充分，或检查者经验不足等。
3. 肉眼检查可疑癌。

【实训内容】

宫颈活组织检查是确诊子宫颈癌前病变和子宫颈癌的最可靠方法。取材方法有局部活组织检查和诊断性宫颈锥形切除术（简称宫颈锥切术）。当宫颈刮片结果显示有异常时，通常会进一步以宫颈活组织检查来确认诊断。在此只介绍局部活组织检查，局部活组织检查通常在门诊进行无需麻醉，简单易行。

1. 嘱患者排空膀胱后脱去一条裤腿，上检查床，臀下铺一次性妇检垫，取膀胱截石位。
2. 消毒外阴、阴道，放置阴道窥器暴露宫颈。观察宫颈有无可疑病变区，消毒宫颈。

3. 以宫颈钳轻夹宫颈上唇，左手扶持宫颈钳，同时取干纱布一块在手中，右手持活检钳先后钳取宫颈外口鳞 – 柱上皮交界处 3、6、9、12 点钟处组织或肉眼可疑病变处组织（图 9 – 8），需注意取材深度，应钳取上皮全层的部分间质，钳取出的活检组织分别放在干纱布上。

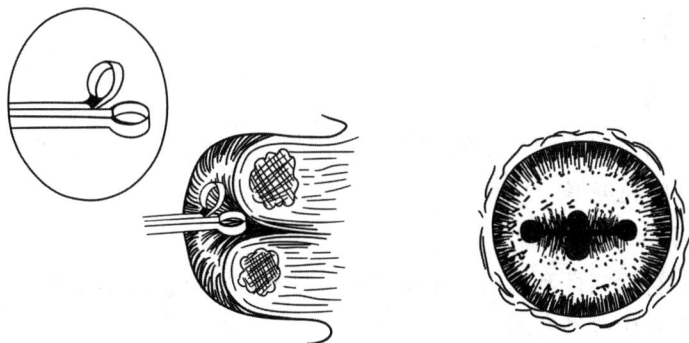

图 9 – 8　宫颈活组织检查

4. 手术结束后，取下宫颈钳，注意创面情况。取带尾干纱布填塞宫颈钳取部位压迫止血，边塞边取出阴道窥器，留纱布一角露于阴道口（也可用带尾线纱球代替纱布压迫止血）。

5. 将钳取的组织分别放入标本瓶内固定，并做好标记，送病理检查。

【注意事项】

1. 取材部位选择正确。也可在阴道镜指引下于可疑部位取材，或在宫颈阴道部涂以碘液，选择不着色区取材。

2. 嘱受检者于 12 ~ 24 小时后自行取出阴道内纱条，注意观察阴道流血情况，保持会阴清洁。

3. 阴道流血增多、发热及腹痛时及时就诊。

4. 禁性生活及盆浴 1 个月。

5. 急性、亚急性生殖器官炎症或盆腔炎性疾病者，应治疗好转后再取活检。

6. 月经前期不宜进行活检。

项目四　诊断性刮宫术

【实训目的】

1. 掌握诊断性刮宫术的操作方法和各种病症诊断性刮宫取材的时间。

2. 熟悉诊断性刮宫术的临床意义。

【实训用物】

刮宫包（包括洞巾、治疗巾、阴道窥器、长镊子、无菌持物钳、宫颈钳、探针、刮匙、纱布和棉球、长棉签），无菌手套，标本瓶，消毒液、4%甲醛溶液等。

【适应证】

1. 诊断性刮宫

（1）异常子宫出血或阴道排液需证实或排除子宫内膜癌、子宫颈管癌，或其他病变如流产、子宫内膜炎等。

（2）判断月经失调类型。

（3）不孕症行诊断性刮宫有助于了解有无排卵，并能发现子宫内膜病变。

（4）疑有子宫内膜结核者。

（5）宫腔内有组织残留、反复或多量异常子宫出血时，彻底刮宫有助于明确诊断，并可迅速止血。

2. 分段诊断性刮宫术

（1）异常子宫出血可疑子宫内膜癌者。

（2）区分子宫颈管癌和子宫内膜癌。

【禁忌证】

急性、亚急性生殖器炎症或盆腔炎性疾病。

【实训内容】

诊断性刮宫术简称诊刮，是诊断宫腔疾病最常采用的方法。其目的是刮取宫腔内容物（子宫内膜或其他组织）做病理学检查以协助诊断，并指导治疗。怀疑子宫内膜癌及宫颈管癌病变时，需对宫颈管及宫腔分别进行诊断性刮宫，简称分段诊刮。

1. 嘱患者排空膀胱，脱去一条裤腿，上检查床，取膀胱截石位。

2. 消毒外阴、阴道，铺无菌洞巾。

3. 行双合诊检查了解子宫大小、位置、活动度及附件情况。

4. 放置阴道窥器，暴露阴道及宫颈，再次消毒阴道及宫颈周围。

5. 宫颈钳夹持宫颈前唇，术者左手持宫颈钳向外轻拉宫颈，使宫颈与宫体之间角度拉平。

（1）诊断性刮宫术　此时术者右手持子宫探针顺子宫腔方向缓慢伸入宫腔，探查子宫腔方向、屈度和深度，取出探

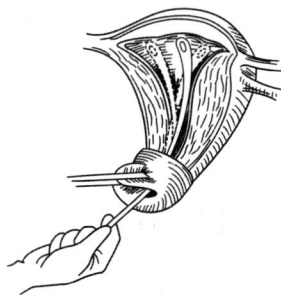

图 9-9　诊断性刮宫术

针。然后右手持小号刮匙沿子宫腔方向缓慢进入宫腔，自子宫前壁、后壁、两侧壁全面刮取宫腔内组织，尤其注意子宫底部和两侧宫角部（图9－9）。同时注意宫腔有无变形和高低不平。

（2）分段诊刮术　此时先不探测宫腔，术者右手持小刮匙先自宫颈内口向外口刮一周，将刮出组织放置在纱布上，然后换一把刮匙进入子宫腔刮取子宫腔内膜组织（图9－10）。刮取的宫颈管组织和宫腔组织分开装入标本瓶送检。异常子宫出血者，应将子宫内膜彻底、全面刮干净，以达到止血目的。

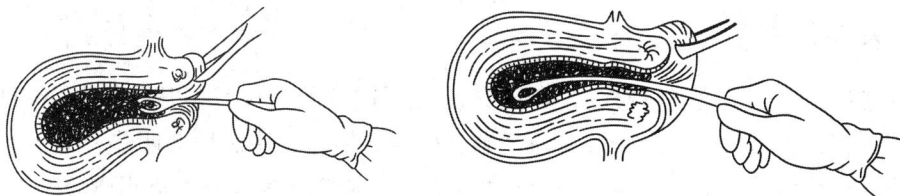

图9－10　分段诊刮术（先刮宫颈，后刮宫腔）

6. 刮出物分别装入标本瓶，以4%甲醛溶液固定，送病理检查。
7. 子宫探针探子宫腔深度，擦净阴道内血迹，取出宫颈钳及阴道窥器。

【注意事项】

1. 术中严格无菌操作，术后2周内禁止性生活及盆浴，以防感染。
2. 术后患者留观1小时，注意腹痛和阴道流血情况，确认无异常后可回家休息。
3. 长期阴道流血者，宫腔内常有感染，刮宫可促使感染扩散或加重，因此术前、术后应给予抗生素。
4. 分段诊刮术常用于确定病灶原发部位在子宫颈或是子宫腔内，刮宫前不探查宫腔深度，以免将宫颈管组织带入宫腔内而混淆诊断。
5. 应根据不同的疾病选择诊刮取材的时间　①不孕症患者，应选择月经来潮前1～2天或月经来潮6小时内刮宫，以判断有无排卵或黄体功能；②疑有子宫内膜结核者，应在月经前1周或月经来潮6小时内刮宫，应注意刮取子宫两侧角，刮宫前3天及术后4天指导患者用抗结核药物以防结核病灶扩散；③子宫内膜剥脱不全，应在月经周期的第5～6天刮宫；④怀疑子宫内膜癌者，随时刮宫取材；⑤异常子宫出血患者大出血时，随时刮宫止血并取材。

项目五　输卵管通畅检查

输卵管通畅检查的主要目的是检查输卵管是否通畅，了解子宫和输卵管的形态及输卵管的阻塞部位。常用方法有输卵管通液术、子宫输卵管碘油造影。近年来随着内镜的广泛应用，已普遍采用腹腔镜、宫腔镜直视下的通液检查。

一、输卵管通液术

【实训目的】

1. 掌握输卵管通液术的操作方法及结果判断。
2. 熟悉输卵管通畅检查的临床意义及术中、术后注意事项。

【实训用物】

阴道窥器，宫颈导管，弯盘，卵圆钳，宫颈钳，子宫探针，宫颈扩张器，10ml、20ml 注射器，纱布，无菌洞巾，无菌手套，棉签、棉球，一次性会阴垫；氧气，抢救用品、压力表；生理盐水 20ml，庆大霉素 8 万 U，地塞米松 5mg，透明质酸酶 1500U，阿托品 0.5mg 等。

【适应证】

1. 不孕症，男方精液正常，疑有输卵管阻塞者。
2. 检验和评价输卵管绝育术、输卵管再通术或输卵管成形术的效果。
3. 对输卵管黏膜轻度粘连有疏通作用。

【禁忌证】

1. 急性、亚急性生殖器炎症或盆腔炎性疾病。
2. 月经期或有不规则阴道流血。
3. 可疑妊娠。
4. 严重的全身性疾病，如心、肺功能异常等，不能耐受手术。
5. 体温高于 37.5℃。

【术前准备】

1. 月经干净 3~7 天，术前 3 天禁性生活。
2. 术前半小时肌内注射阿托品 0.5mg 解痉。
3. 患者排空膀胱。

【实训内容】

1. 患者仰卧于检查台上，取膀胱截石位，常规外阴、阴道消毒后铺巾，双合诊检查子宫位置及大小。
2. 阴道窥器充分暴露宫颈，再次消毒阴道及宫颈，然后用宫颈钳夹持宫颈前唇，沿宫腔方向置入宫颈导管，并使其橡皮塞与宫颈外口紧密相贴（图9-11），或置入带气囊的双腔宫颈导管，给气囊适当充气或充液，使其紧贴宫颈内口。

3. 用Y形管将宫颈导管与压力表、注射器相连，压力表应高于Y形管水平。向宫腔内注入生理盐水及抗生素等（生理盐水20ml、庆大霉素8万U、地塞米松5mg、透明质酸酶1500U，也可用0.5%利多卡因2ml减轻输卵管痉挛），缓慢推注，压力不超过160mmHg。

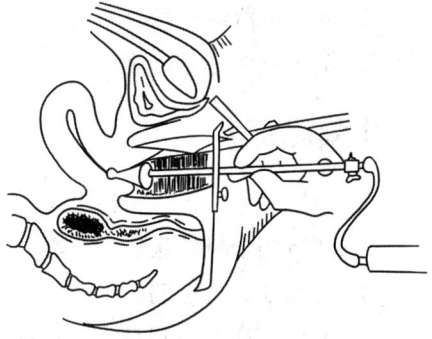

图9-11　子宫输卵管通液术

4. 观察有无阻力、有无液体反流、患者有无下腹疼痛等。

5. 结果判断

（1）输卵管通畅　可顺利推注20ml液体无阻力，压力维持在60mmHg以下；或开始推注时有阻力，随后阻力消失，无液体回流，患者无不适感。

（2）输卵管阻塞　勉强注入5ml液体即感有阻力，压力表压力持续上升，患者感下腹胀痛，停止注射后液体回流至注射器内。

（3）输卵管通而不畅　推注液体时感有阻力，但经加压注入又能推进，说明轻度粘连已被分离，患者感轻微腹痛。

6. 术毕，取出宫颈导管及宫颈钳，消毒宫颈、阴道，取出阴道窥器。

二、子宫输卵管造影术

【实训目的】

1. 掌握子宫输卵管造影术的操作方法及结果判断。
2. 熟悉输卵管通畅检查的临床意义及术中、术后注意事项。

【实训用物】

X线放射诊断仪或超声机（以三维彩超为宜）、子宫导管或14号Foley导尿管、阴道窥器、宫颈钳、妇科钳、20ml注射器、消毒液、造影剂（可选择40%碘化油、76%泛影葡胺或超声微泡造影剂）等。

【适应证】

1. 了解输卵管是否通畅及其形态、阻塞部位。
2. 了解宫腔形态，确定有无子宫畸形及类型，有无宫腔粘连、子宫黏膜下肌瘤、子宫内膜息肉及异物等。

3. 内生殖器结核非活动期。

4. 不明原因的习惯性流产，了解宫颈内口是否松弛、宫颈及子宫有无畸形。

【禁忌证】

1. 急性、亚急性生殖器炎症或盆腔炎性疾病。

2. 严重的全身性疾病，不能耐受手术。

3. 妊娠期、月经期。

4. 产后、流产、刮宫术后 6 周内。

5. 碘过敏者禁用子宫输卵管碘油造影。

【术前准备】

1. 造影时间以月经干净 3~7 天为宜，术前 3 天禁性生活。

2. 做碘过敏试验，试验阴性者方可进行子宫输卵管碘油造影。

3. 术前半小时肌内注射阿托品 0.5mg 解痉。

4. 术前排空膀胱，便秘者术前行清洁灌肠，以使子宫保持正常位置，避免出现外压假象。

【实训内容】

1. 嘱患者排空膀胱后仰卧于检查台上，取膀胱截石位，常规外阴、阴道消毒后铺巾，双合诊检查子宫位置及大小。

2. 阴道窥器充分暴露宫颈，再次消毒阴道及宫颈，然后用宫颈钳夹持宫颈前唇，沿宫腔方向置入宫颈导管，并使其橡皮塞与宫颈外口紧密相贴。

3. 用 Y 形管将宫颈导管与压力表、注射器相连，压力表应高于 Y 形管水平。向宫腔内缓慢注入 40% 的碘化油或 76% 泛影葡胺。

4. 在 X 线透视下观察碘化油流经宫腔及输卵管情况并摄片，24 小时后再摄盆腔平片，观察腹腔内有无游离碘化油。若用 76% 泛影葡胺液造影，应在注射后立即摄片，10~20 分钟后再次摄片，观察腹腔内有无泛影葡胺液。

5. 结果判断

（1）正常子宫、输卵管　宫腔显影呈倒三角形，双侧输卵管显影形态柔软，24 小时后摄片盆腔内可见散在造影剂。

（2）宫腔异常　若为宫腔结核，子宫失去原有的倒三角形，内膜呈锯齿状不平；若为子宫黏膜下肌瘤，可见宫腔充盈缺损；子宫畸形时也有相应的显示。

（3）输卵管异常　若为输卵管结核，其显示的形态不规则，僵直或呈串珠状，有时可见钙化点；输卵管积水见输卵管远端呈气囊状扩张；若输卵管发育异常，可见过长或过短的输卵管、异常扩张的输卵管、输卵管憩室等。如 24 小时后摄片未见盆腔散在的造影剂，提示输卵管不通。

6. 术毕，取出宫颈导管及宫颈钳，消毒宫颈、阴道，取出阴道窥器。

【注意事项】

1. 告知患者月经干净后 3~7 天进行通畅术，术前 3 天禁性生活。

2. 术前检查导管，证实通畅，方可使用。备好各种抢救用物，术中出现紧急情况及时进行抢救。

3. 对需输卵管造影者，术前应询问患者有无对碘过敏史，并做碘过敏试验。

4. 所用药液的温度以接近体温为宜，以免冷刺激引起输卵管痉挛，影响检查结果。

5. 精神紧张者可术前注射阿托品 0.5mg，预防术中输卵管痉挛，影响检查结果的判断。

6. 术后患者留观 30 分钟，确认无异常后方可回家休息，嘱患者保持外阴清洁，2 周内禁止盆浴及性生活。

项目六 会阴擦洗

【实训目的】

1. 掌握会阴擦洗的实训内容及方法。
2. 熟悉会阴擦洗的临床意义和注意事项。

【实训用物】

橡皮布，一次性会阴垫，消毒治疗巾，一次性手套，会阴擦洗盘（盘内备：消毒弯盘、无菌镊子、浸透 0.05% 聚维酮碘溶液或 1:5000 高锰酸钾溶液的无菌棉球、无菌纱布等）；有伤口者另备换药物品。

【实训内容】

会阴擦洗是为了保持会阴及肛门部清洁，增加患者舒适度，促进会阴伤口愈合，防止泌尿生殖系统的逆行感染，是妇产科临床工作中常用的护理技术。

1. 携用物至床旁，核对床号及患者姓名。

2. 嘱患者取膀胱截石位，暴露外阴，给患者臀下垫橡皮布、一次性会阴垫，将会阴擦洗盘放置于床边。

3. 戴无菌手套，双镊操作。一手持镊子夹取药液棉球，另一手持镊子从下方接过棉球进行擦洗。擦洗顺序为：第 1 遍自上而下，从外向内，按阴阜→大腿内侧上 1/3 →

大阴唇→小阴唇→会阴→肛周及肛门顺序擦洗会阴，初步擦去外阴的血迹、分泌物或其他污渍。第2遍自上而下，自内向外，按小阴唇→大阴唇→阴阜→大腿内侧上1/3→会阴→肛周及肛门顺序擦洗会阴（图9-12）；或以伤口为中心由内向外擦洗。第3遍顺序同第2遍。可根据患者情况增加擦洗次数，直至擦净。每擦洗一个部位更换一个棉球，擦洗时均应注意最后擦洗肛门。

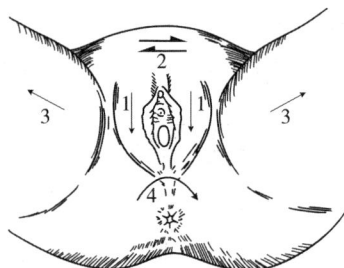

图9-12 会阴擦洗顺序

4. 擦洗完毕，用干纱布擦干会阴，撤去臀下橡皮布、一次性会阴垫，协助整理衣裤，并整理好床铺。

【注意事项】

1. 会阴擦洗时动作轻柔，顺序清楚，两把镊子不可接触和混用。

2. 擦洗时，应注意观察会阴部及会阴伤口周围有无红肿、分泌物及其性状、伤口愈合情况。

3. 对留置导尿管的患者，要将尿道口周围反复擦洗干净，并应注意导尿管是否通畅，避免脱落或打结。

4. 擦洗溶液温度适中，冬天注意保暖。

5. 会阴擦洗每日2次，大便后应及时擦洗。

项目七　阴道灌洗及阴道宫颈上药

【实训目的】

1. 掌握阴道灌洗、阴道宫颈上药的操作方法。

2. 熟悉阴道灌洗、阴道宫颈上药的临床意义和准备工作。

3. 了解阴道灌洗、阴道宫颈上药的注意事项。

【实训用物】

阴道灌洗：橡皮布、一次性妇检垫、一次性手套、长镊子、无菌干纱布、冲洗头、冲洗筒连接带调节夹的橡皮管、输液架、阴道窥器、弯盘、便盆，按医嘱配制好冲洗溶液500~1000ml，温度41~43℃。

阴道宫颈上药：阴道窥器、长镊子、带线消毒大棉球、棉球、纱布、长棉签、喷雾器及药品等。

【实训内容】

阴道冲洗与灌洗可改善阴道血液循环，缓解局部组织充血，减少阴道分泌物，有利于炎症的消退；根据感染的病原体不同而选择不同的冲洗液，可改变阴道内环境的 pH 值，从而抑制致病菌的生长繁殖，达到治疗目的；也用于妇科手术前阴道准备。阴道与宫颈上药是将治疗性药物涂抹在阴道壁或宫颈上，以达到局部治疗作用。

1. 阴道灌洗

（1）携带用物至检查治疗室，核对患者姓名及床号。

（2）嘱患者排空膀胱，取膀胱截石位于检查床上，在患者臀下垫橡皮布、一次性妇检垫，放好便盆。

（3）戴手套，将冲洗管连接冲洗头，将预先配置的冲洗液倒入冲洗筒内，将冲洗筒挂于输液架上，高度距离床面 60 ~ 70cm，排除管内的空气，试水温，关闭冲洗调节夹。

（4）右手持冲洗头，打开调节器夹，冲洗外阴后关闭调节器；左手持阴道窥器打开阴道，暴露宫颈，右手持冲洗头缓缓插入阴道，打开调节夹，冲洗宫颈、阴道穹隆及侧壁，一边冲洗一边转动阴道窥器，并逐渐向阴道口移动。

（5）当阴道冲洗干净，灌洗液剩下 100ml 左右时，稍向下按压阴道窥器，使阴道内液体流出，关闭调节器。取出阴道窥器，打开调节器，再次冲洗外阴部。

（6）冲洗结束后，关闭调节器，扶患者坐于便盆上，使阴道内存留的液体流出。撤去便盆，持长镊子夹取干纱布擦干外阴，协助患者穿好衣裤。

2. 阴道宫颈上药

（1）携带用物至检查治疗室，核对患者姓名及床号。

（2）于检查床上铺一次性妇检垫，患者在检查床上取膀胱截石位。

（3）上药前先行阴道冲洗、灌洗或坐浴。阴道窥器暴露阴道及宫颈，用干棉球拭去宫颈黏液及阴道分泌物，以使药物直接接触组织提高疗效。

（4）根据病情及药物的剂型不同而采用下列方法。

1）纳入法　将片剂或栓剂药物放置在阴道后穹隆处。可教患者自行放置：于临睡前洗净双手，坐浴或阴道灌洗后，分开阴唇，用示指将药片或栓剂沿阴道后壁向下向后推至深处。

2）涂擦法　用长棉签蘸取药液或药膏，均匀涂擦在子宫颈或阴道壁。

3）喷洒法　将药粉用喷洒器均匀喷洒在宫颈和阴道表面。腐蚀性药物不可喷洒。

4）宫颈棉球上药法　将药液、药膏蘸于带尾线棉球上，或将药粉撒在带有尾线的棉球上，右手持长镊子夹持棉球塞压于子宫颈病灶处，同时左手将窥器轻轻退出阴道，再取出长镊子，以防退出阴道窥器时将棉球带出或移动位置。尾线露在阴道口外，可用胶布固定于阴阜上方，嘱患者12 ~ 24 小时后牵引尾线将棉球自行取出。

（5）上药后取出阴道窥器，脱去手套，协助患者穿好衣裤，向患者说明注意事项。

【注意事项】

1. 冲洗筒的悬挂高度距床面 60～70cm，使其产生适当冲洗压力。如悬挂过高，水流压力过大，容易导致液体或污物逆流入宫腔，同时冲洗液流速加快，其局部作用时间短而影响疗效；若悬挂过低，水压不足，难以将炎性分泌物冲洗干净，同时压力过低，液体不能达到阴道后穹隆，影响治疗效果。

2. 灌洗时动作要轻柔，避免损伤阴道和宫颈组织。

3. 经期、妊娠期、产后 10 天内或人工流产术后宫口未闭、阴道流血、宫颈癌患者有活动性出血时，不宜进行阴道灌洗，可遵医嘱进行会阴擦洗。

4. 产后 10 天或妇产科手术 2 周后的患者，若合并阴道炎症、阴道伤口愈合不良等，可行低位阴道灌洗，灌洗筒高度一般不超过床面 30cm，避免污物进入宫腔或损伤阴道残端伤口。

5. 上非腐蚀性药物时，应转动窥阴器，使药物均匀涂抹于阴道四壁。宫颈上腐蚀性药物时，要注意保护阴道壁及正常组织，上药前应先将纱布或干棉球垫于阴道后壁及后穹隆防止正常组织被灼伤，药物涂好后用棉球吸干，并如数取出所垫的纱布或棉球。

6. 棉签上棉花必须捻紧，涂抹药物时最好按同一方向转动棉签，防止棉花落入阴道。

7. 用药期间禁止性生活。

项目八　经阴道后穹隆穿刺

【实训目的】

1. 掌握阴道后穹隆、子宫直肠陷凹的解剖位置及临床意义。
2. 能进行经阴道后穹隆穿刺操作。
3. 关心体贴患者，培养崇高医德医风。

【实训用物】

阴道窥器、宫颈钳、腰椎穿刺针或 7 号注射针、10ml 注射器、无菌试管、洞巾、纱布或棉球、无菌手套、碘伏消毒液等。

【适应证】

1. 疑有腹腔内出血，如宫外孕、卵巢黄体破裂等。

2. 疑盆腔内有积液、积脓，穿刺抽液检查了解积液性质、盆腔脓肿穿刺引流及局部注射药物。

3. 盆腔肿块位于直肠子宫陷凹内，经后穹隆穿刺直接抽吸肿块内容物做涂片或细胞学检查以协助诊断。怀疑恶性肿瘤需明确诊断时，可行细针穿刺活检，送组织学检查。

4. 超声引导下行卵巢子宫内膜异位囊肿或输卵管妊娠部位注药治疗。

5. 在超声引导下经阴道后穹隆穿刺取卵，用于各种助孕技术。

【禁忌证】

1. 盆腔严重粘连，直肠子宫陷凹被粘连块状组织完全占据，并已突向直肠。

2. 疑有肠管与子宫后壁粘连，穿刺易损伤肠管或子宫。

3. 异位妊娠准备采用非手术治疗时应避免穿刺，以免引起感染。

【实训内容】

1. 向患者告知穿刺操作的目的，征得患者同意及配合。

2. 嘱患者排空膀胱，取膀胱截石位，碘伏消毒液消毒外阴，铺无菌洞巾。

3. 阴道检查了解子宫及附件情况，放置阴道窥器，充分暴露宫颈及阴道后穹隆，用碘伏消毒液消毒阴道及宫颈。

4. 用宫颈钳夹持宫颈后唇并向上提拉，充分暴露阴道后穹隆，再次消毒。

5. 选择阴道后穹隆中央或稍偏病侧作为穿刺部位。将穿刺针与 10ml 注射器相连接，穿刺针于宫颈后唇与阴道后壁黏膜交界处稍下方平行宫颈管刺入，当针穿过阴道壁有落空感时，进针深度约为 2cm，立即抽吸，必要时改变穿刺针方向或深浅度，若无液体抽出，可以边退针边抽吸（图 9-13）。

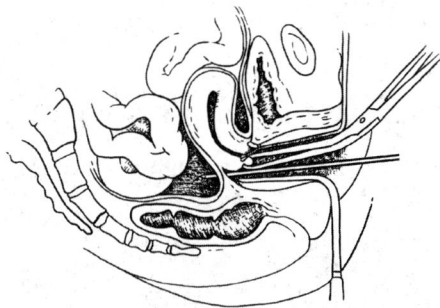

图 9-13　经阴道后穹隆穿刺

6. 抽吸完毕，拔出穿刺针，观察穿刺点有无活动性出血，若有出血，用无菌棉球压迫片刻，血止后取出宫颈钳及阴道窥器。

7. 术毕，整理器械，将患者送回病房。

8. 处理穿刺标本。

【注意事项】

1. 穿刺时注意进针方向和深度，告知患者禁止移动身体，避免伤及直肠及子宫。

2. 术中应严密观察患者生命体征，如有不适，立即停止操作。

3. 若抽出血液，应需静置 5 ~ 10 分钟，观察血液是否在短时间内凝集，出现凝集为血管内血液，血液不凝集为盆腹腔内脏器出血。若未能抽出不凝血液，也不能完全排除异位妊娠和腹腔内出血。因内出血量少、血肿位置较高或与周围组织粘连时均可造成假阴性。

4. 若抽出液体，应注明标记及时送检，并做常规生化和细胞学检查，脓性液体应行细菌培养和药物敏感试验。

5. 术后注意观察患者阴道流血情况，嘱其半卧位休息，保持外阴部清洁。

第十章 计划生育

项目一 药物避孕

【实训目的】

1. 掌握药物避孕的作用机制、禁忌证及使用方法。
2. 熟悉常用避孕药物的种类。

【实训用物】

避孕药物：短效避孕药，如复方炔诺酮片、复方去氧孕烯片、探亲避孕片如炔诺酮探亲片；长效避孕针，如醋酸甲羟孕酮避孕针；缓释避孕药皮下埋植剂如左炔诺孕酮硅胶棒 I 型，阴道避孕环如甲地孕酮硅胶环等。

【禁忌证】

1. 严重的心血管疾病、血栓性疾病不宜应用，如高血压、冠心病、静脉栓塞等。
2. 急、慢性肝炎、肾炎。
3. 恶性肿瘤、癌前病变。
4. 内分泌疾病，如糖尿病、甲状腺功能亢进症。
5. 哺乳期不宜使用复方口服避孕药。
6. 年龄 >35 岁的吸烟妇女服用避孕药物可增加心血管疾病发病率，不宜长期服用。
7. 精神病患者。
8. 患有严重偏头痛、反复发作者。

【实训内容】

1. 口服避孕药

（1）复方短效口服避孕药　使用方法：复方炔诺酮片、复方甲地孕酮片于月经第 5 天开始服用第 1 片，连服药 22 天，停药 7 天后服第 2 周期。复方去氧孕烯片于月经第 1 天开始服用，连服药 21 天，停药 7 天后服第 2 周期。三相片的服用方法也是每天 1 片，连服 21 天。

（2）复方长效口服避孕药　服药 1 次可避孕 1 个月。

2. 长效避孕针　使用方法：首次于月经周期第 5 天和第 12 天各肌内注射 1 支，以后在每次月经周期第 10 ~ 12 天肌内注射 1 支，一般于注射后 12 ~ 16 天月经来潮。

3. 探亲避孕药　由于目前激素避孕种类不断增加，探亲避孕药剂量大，现已很少使用。

4. 缓释避孕药

（1）皮下埋植剂　在月经周期第 7 天内均可放置，用 10 号套管针将硅胶棒埋入左上臂内侧皮下，呈扇形。放置 24 小时后发挥避孕作用。使用年限 5 ~ 7 年。

（2）缓释阴道避孕环　一次放置于阴道，避孕 1 年，经期不需取出。

【注意事项】

1. 使用短效避孕药时，如当晚漏服，应于 24 小时内补服一片，必须每月服药。乳母宜于产后半年开始服用。

2. 使用长效避孕药时，如不良反应严重，可加服奋乃静 2mg。

3. 使用探亲避孕药时，出现月经周期延长或闭经者，可加服甲地孕酮 25mg 和炔雌醇 0.015mg 催经。不良反应严重者，每日可加服维生素 B_6 20mg 或维生素 C 0.1g，一年内最多服二个周期。

项目二　工具避孕

【实训目的】

1. 掌握宫内节育器放置术适应证、禁忌证及注意事项。
2. 能进行宫内节育器放置术、取出术的术前准备及手术操作。

【实训用物】

内、外包布，孔巾，裤腿，治疗巾，纱布、长棉签、棉球若干，无菌手套，消毒液，窥阴器，填塞钳或长平镊，宫颈钳，探针，放环器、取环钩，弯盘，药杯，计划生育训练模型，IUD（图 10 – 1）。

【实训内容】

一、宫内节育器放置术

（一）适应证

生育期妇女无禁忌证、要求放置宫内节育器者。

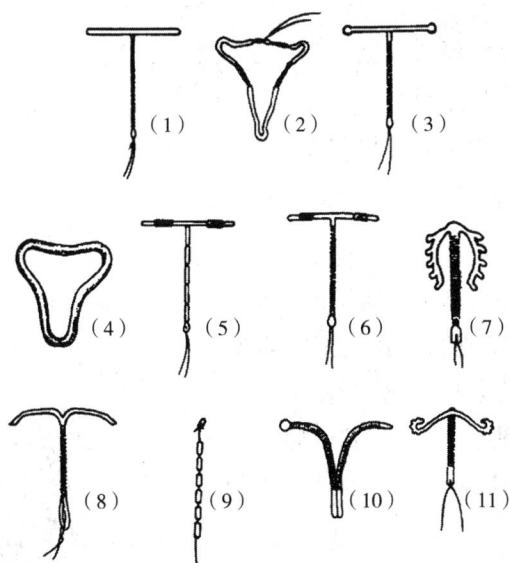

图 10－1 常用含铜 IUD

（1）智利 TCu200 （2）VCu200 （3）上海 TCu200 （4）宫铜 IUD

（5）TCu220C （6）TCu380A （7）ML Cu375 （8）Nova T

（9）Gyne Fix IUD （10）Soonawala－IUD （11）Fincoid Cu350

（二）禁忌证

1. 妊娠或可疑妊娠。

2. 生殖道急性炎症。

3. 人工流产出血多，怀疑有妊娠组织物残留或感染可能；中期妊娠引产、分娩或剖宫产胎盘娩出后，子宫收缩不良有出血或潜在感染可能。

4. 生殖器肿瘤。

5. 生殖器畸形如纵隔子宫、双子宫等。

6. 宫颈内口过松、重度陈旧性宫颈裂伤或子宫脱垂。

7. 严重的全身性疾病。

8. 宫腔＜5.5cm 或＞9.0cm（除外足月分娩后、大月份引产后或放置含铜无支架宫内节育器）。

9. 近 3 个月内有月经失调、阴道不规则流血。

10. 有铜过敏史。

（三）放置时间

1. 月经干净 3~7 天无性交。

2. 工流产后立即放置。

3. 产后 42 天恶露已净，会阴伤口愈合，子宫恢复正常。

4. 含孕激素宫内节育器在月经第 4 ~ 7 天放置。

5. 自然流产于正常转经后放置，药物流产者应于 2 次正常月经后放置。

6. 哺乳期放置应先排除早孕。

7. 性交后 5 天内放置为紧急避孕方法之一。

（四）实训操作步骤

1. 受术者取膀胱截石位，常规外阴、阴道消毒，铺巾。

2. 阴道双合诊检查，仔细查明子宫大小、位置、倾屈度及附件情况后换手套。

3. 用窥阴器暴露阴道和宫颈，拭净阴道内积液和分泌物，再次消毒阴道及宫颈。

4. 用子宫颈钳钳夹宫颈前唇或后唇，用子宫探针沿子宫屈曲方向进入宫腔到宫底，探测宫腔深度。

5. 将选择好的节育器置于放置器上，轻轻送入宫腔直达宫底部（图 10 - 2）。带有尾丝者在距宫口 2cm 处剪断尾丝。

6. 观察无出血后取出宫颈钳和阴道窥器。

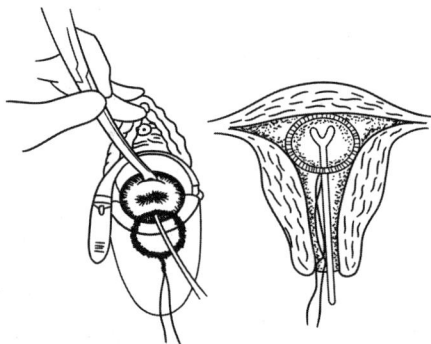

图 10 - 2 放置宫内节育器

7. 协助患者穿好衣裤，下手术台，整理用物，并交待注意事项，洗手并记录。

二、宫内节育器取出术

（一）适应证

1. 生理情况 计划再生育或已无性生活不再需避孕者；放置期限已满需更换者；绝经过渡期停经 1 年内；拟改用其他避孕措施或绝育者。

2. 病理情况 有并发症及副作用，经治疗无效；带器妊娠，包括宫内和宫外妊娠。

（二）禁忌证

1. 并发生殖道炎症时，先给予抗感染治疗，治愈后再取出宫内节育器。

2. 全身情况不良或在疾病的急性期，应待病情好转后再取出。

（三）取器时间

1. 月经干净后 3 ~ 7 天为宜。

2. 带器早期妊娠行人工流产同时取器。

3. 带器异位妊娠术前行诊断性刮宫时，或在术后出院前取出 IUD。

4. 子宫不规则出血者，随时可取，取 IUD 同时需行诊断性刮宫，刮出组织送病理检查，排除子宫内膜病变。

（四）实训操作步骤

1. 步骤1~3同宫内节育器放置术。

2. ①无尾丝者：宫颈钳钳夹宫颈前唇，用子宫探针测宫腔后，将取环钩送到宫底，转动取环钩使其钩住节育器下缘，轻轻向外牵拉取出（图10-3）。②有尾丝者：用血管钳夹住尾丝后轻轻牵引取出。

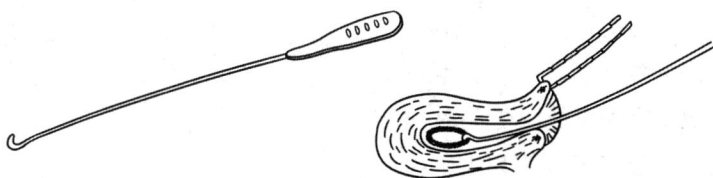

图10-3　宫内节育器取出

3. 观察无出血后取出宫颈钳和阴道窥器。

4. 协助患者穿好衣裤，下手术台，整理用物，并交待注意事项，洗手并记录。

【注意事项】

1. 根据子宫大小选择相应型号的节育器。

2. 术中严格无菌操作，防止感染，操作时动作轻柔，以防子宫穿孔。

3. 取器时切忌粗暴用力，硬性牵拉，以避免发生器官损伤和大出血。

4. 宫口较紧者，应行扩张术后再取出节育器。

5. 牵拉过程中尾丝断裂、脱落，可改用钳取。

6. 取器困难者应在B超监护下操作，也可暂时观察，下次月经后再取。

项目三　人工流产

【实训目的】

1. 掌握人工流产的操作技能。

2. 熟悉人工流产的适应证和并发症。

【实训用物】

手术手套，人工流产包（内有：手术衣，孔巾，治疗巾，纱布、棉球若干，窥阴器，长平镊、宫颈钳、探针、刮匙、有齿无齿卵圆钳各1把，宫颈扩张器一套，吸管6、7、8号各1支，橡皮管，弯盘，药杯），长棉签，碘伏消毒液，人流负压吸引器。

【适应证】

1. 妊娠 10 周内要求终止妊娠而无禁忌证。
2. 患有某种严重疾病不宜继续妊娠。

【禁忌证】

1. 禁忌证生殖道炎症。
2. 各种疾病的急性期
3. 全身情况不良，不能耐受手术
4. 术前两次体温在 37.5℃ 以上。

【术前准备】

详细询问病史，进行全身检查及妇科检查；血或尿 hCG 测定，超声检查确诊宫内妊娠；完善实验室检查，包括阴道分泌物常规、血常规及凝血方面检测；术前测量体温、脉搏、血压；解除患者思想顾虑；嘱患者排空膀胱。

【实训内容】

1. 受术者排空膀胱，取膀胱截石位，常规消毒外阴、阴道。

2. 戴手套，铺无菌治疗巾及孔巾。

3. 阴道双合诊复查子宫大小、位置及附件情况，更换手套。

4. 阴道窥器扩开阴道，消毒阴道及宫颈管（术前可用麻醉或扩宫颈药物以减轻受术者痛苦），宫颈钳钳夹宫颈前唇，沿子宫位置，用探针探测宫腔深度及子宫方向，根据子宫大小选取吸管。

5. 以执笔式用宫颈扩张器由小到大号逐步扩张宫颈，循序渐进，扩张到比所选用吸管大半号到 1 号。

6. 根据孕周及宫颈口大小，选择适当大小的吸管连接负压装置，试负压，然后将吸管在不带负压情况下沿子宫方向缓缓送入宫腔，达宫底部后退出少许（图 10 - 4）。按孕周及宫腔大小给予负压，一般控制在 400～500mmHg，开放负压将吸管按顺时针方向转动 1～2 圈，并上下移动。当感觉宫壁粗糙、宫腔缩小、吸引管移动受阻时，折叠橡皮管，不带负压轻轻取出吸管。用小刮匙轻轻地刮宫底及双角，检查是否已吸干净，并再次探测宫腔深度，取下宫颈钳，注意宫颈有无出血。用棉球擦净宫颈及阴道血迹，再次消毒宫颈、阴道，取下阴道窥器。

7. 术毕，将吸出物过滤，测量血液及组织容量，仔细检查吸出物是否有绒毛组织。若未见绒毛需送病理组织检查。

8. 协助患者穿好衣裤，送休息室观察，进行健康指导。

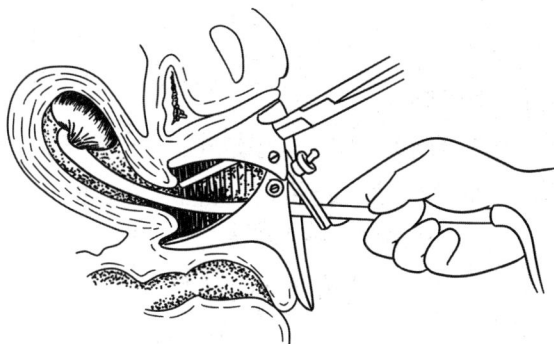

图 10 - 4　负压吸引术

【注意事项】

1. 术中严格无菌操作，预防感染。

2. 术后仔细检查吸出物有无绒毛及是否符合孕周，必要时复查 B 超。

3. 术后观察 1 ~ 2 小时，注意阴道流血及腹痛等情况。

项目四　引产术

【实训目的】

1. 掌握引产术的操作方法。

2. 熟悉引产术的适应证和禁忌证。

【实训用物】

无齿卵圆钳、腰椎穿刺针、5ml 及 20ml 注射器、弯盘、孔巾、纱布、消毒手套、依沙吖啶 100mg、注射用水、碘伏溶液。

【适应证】

胎儿异常或死胎需做羊膜腔内注药（依沙吖啶等）引产终止妊娠。

【禁忌证】

1. 心、肝、肺、肾疾病在活动期或功能严重异常。

2. 各种疾病的急性阶段。

3. 有急性生殖道炎症。

4. 术前 24 小时内两次体温在 37.5℃ 以上。

【实训内容】

1. 受术者排空膀胱，取平卧位。

2. 摸清宫底高度，确定穿刺点 将子宫固定在下腹部正中，在子宫底 2～3 横指下方中线上（或中线两侧），选择囊性感最明显的部位或根据 B 超定位选择穿刺点。

3. 腹部常规消毒、铺巾，范围同下腹部手术。

4. 用 7 号或 9 号腰椎穿刺针，从选择好的穿刺点垂直刺入，一般通过三个阻力（即皮肤、肌鞘、子宫壁）后有落空感，即进入羊膜腔内。当穿刺针进入羊膜腔后，拔出针芯即有羊水溢出，将准备好装有依沙吖啶药液的注射器，与穿刺针相接，注药前先往注射器内回抽少许羊水，确认针头在羊膜腔内，再注入药液（图 10 - 5）。

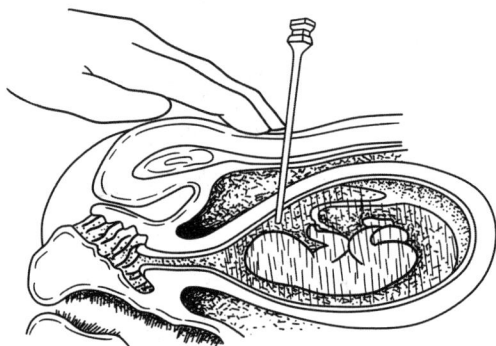

图 10 - 5 中孕引产术

5. 注药完毕回抽少量羊水以冲洗注射器内药液并再次证实在羊膜腔内，插入针芯迅速拔针，局部以无菌纱布覆盖压迫并固定。

6. 清理用物，包好穿刺包，协助受术者穿好衣裤，扶回病房休息，严密观察药物副反应并记录生命体征以及宫缩、胎动、胎心消失时间。

7. 产后仔细检查胎盘的完整性和软产道，怀疑有胎盘残留者即行清宫术，有产道裂伤者及时缝合。给药 5 天后仍无规律宫缩者即为引产失败，可再次给药或其他方法引产。

8. 仔细填写手术记录。

【注意事项】

1. 术中严格无菌操作，预防感染。

2. 依沙吖啶通常剂量为 50～100mg，不超过 100mg。

3. 穿刺针进入时不可过深过猛，尽可能一次成功，最多不超过两次。

4. 穿刺与拔针前后，注意观察产妇有无呼吸困难、发绀等异常情况，警惕发生羊水栓塞。

第二部分　妇产科学习题集

第一章　女性生殖系统解剖

1. 18 岁，女，学生。骑自行车与三轮车相撞，自觉外阴疼痛难忍并肿胀就诊。根据女性外阴解剖学特点，该学生可能发生的是
   A. 小阴唇裂伤　　　　　B. 处女膜破裂　　　　C. 大阴唇血肿
   D. 阴道前庭损伤　　　　E. 前庭大腺肿大伴出血

2. 关于女性外生殖器的解剖，下列说法不正确的是
   A. 阴阜皮下有丰富的脂肪组织
   B. 大阴唇富含神经末梢
   C. 阴蒂由海绵体构成
   D. 阴道前庭为两侧小阴唇之间的菱形区域
   E. 小阴唇为两股内侧的一对纵形皮肤皱襞，表面湿润

3. 关于女性内生殖器解剖，下列说法正确的是
   A. 子宫韧带共有 3 对
   B. 阴道穹隆四部中以前穹隆最深
   C. 子宫内膜各层均发生周期性变化
   D. 子宫峡部非孕期长约 2cm
   E. 站立时直肠子宫陷凹为女性腹膜腔最低位置

4. 下列关于阴道形态学特征的描述，正确的是
   A. 阴道下端比阴道上端宽
   B. 阴道下端开口于阴道前庭前部
   C. 平时阴道前后壁互相贴近
   D. 黏膜覆以单层鳞状上皮
   E. 阴道有腺体

5. 输卵管的组织解剖及生理作用是
   A. 长 6~8cm
   B. 峡部为输卵管腔最狭窄部
   C. 伞部有"拾卵"作用
   D. 内膜为复层柱状上皮
   E. 输卵管黏膜不受性激素影响

6. 卵巢内侧与宫角之间的韧带称为
   A. 卵巢固有韧带　　　　B. 子宫圆韧带　　　　C. 宫骶韧带

D. 卵巢悬韧带   E. 主韧带

7. 防止子宫下垂最主要的韧带是

     A. 子宫圆韧带   B. 子宫阔韧带   C. 子宫主韧带

     D. 宫骶韧带   E. 腹股沟韧带

8. 关于子宫韧带的解剖，下列说法正确的是

     A. 圆韧带起于子宫角，止于腹股沟

     B. 阔韧带富有肌纤维，与子宫体肌纤维相连

     C. 卵巢固有韧带使子宫倾向后方

     D. 主韧带横行于宫颈两侧和骨盆侧壁之间

     E. 子宫动静脉从阔韧带上部穿过

9. 关于子宫的描述，下列说法正确的是

     A. 子宫峡部下端为解剖学内口

     B. 宫体与宫颈之间最狭窄的部分为子宫峡部

     C. 幼年时宫体和宫颈的比例是 2：1

     D. 子宫峡部上端是组织学内口

     E. 成年女子的子宫长 7~8cm，宽 4~5cm，厚 4~5cm

10. 关于卵巢形态学特征，下列说法正确的是

     A. 卵巢白膜是平滑肌组织   B. 成年妇女卵巢重约 15g

     C. 卵巢表面无腹膜   D. 髓质内含许多始基卵泡

     E. 皮质内含血管、神经、淋巴管

11. 子宫动脉来自

     A. 腹主动脉   B. 髂总动脉   C. 髂内动脉

     D. 髂外动脉   E. 肾动脉

12. 左侧卵巢静脉一般汇入

     A. 髂总静脉   B. 髂内静脉   C. 髂外静脉

     D. 肾静脉   E. 腹主静脉

13. 右侧卵巢动脉来自

     A. 腹主动脉   B. 髂总动脉   C. 髂外动脉

     D. 髂内动脉   E. 肾动脉

14. 关于女性生殖器淋巴引流，下列说法错误的是

     A. 宫颈淋巴大部分汇入髂外淋巴结及骶前淋巴结

     B. 阴道下段的淋巴引流主要汇入腹股沟浅淋巴结

     C. 阴道上段淋巴大部分汇入闭孔淋巴结及髂内淋巴结

     D. 内生殖器淋巴分髂淋巴、腰淋巴和骶前淋巴组

     E. 宫体两侧淋巴可沿圆韧带入腹股沟浅淋巴结

15. 下列不属于骨盆底外层范畴的肌肉是

    A. 球状海绵体肌   B. 坐骨海绵体肌   C. 会阴浅横肌

    D. 肛门外括约肌   E. 会阴深横肌

16. 骨盆是由

    A. 髋骨、骶骨、尾骨组成   B. 髂骨、坐骨、耻骨组成

    C. 髂骨、骶骨、尾骨组成   D. 髋骨、耻骨、骶骨组成

    E. 耻骨、骶骨、尾骨组成

17. 行子宫与附件切除术时，切除哪条韧带容易损伤输尿管

    A. 主韧带   B. 圆韧带   C. 阔韧带

    D. 骶骨韧带   E. 骨盆漏斗韧带

18. 关于会阴的描述，下列哪项不正确

    A. 会阴是指位于阴道口和肛门之间的楔形软组织

    B. 会阴厚 3～4cm

    C. 会阴伸展性小

    D. 由外向内为皮肤、筋膜、部分肛提肌和会阴中心键

    E. 会阴有广义和狭义之分

19. 45 岁女性，发现子宫肌瘤 5 年，3 年前行乳腺癌手术，术后服三苯氧胺至今，最近检查子宫增大如孕 10 周，收入院准备行全子宫＋双附件切除手术，术中切断的韧带不包括

    A. 圆韧带   B. 主韧带   C. 宫骶韧带

    D. 卵巢固有韧带   E. 骨盆漏斗韧带

（20～22 题共用选项）

    A. 阴道动脉   B. 会阴动脉

    C. 痔下动脉   D. 子宫动脉宫颈 – 阴道支

    E. 阴部内动脉和痔中动脉

20. 供应阴道上段的动脉是

21. 供应阴道中段的动脉是

22. 供应阴道下段的动脉是

第二章　女性生殖系统生理

1. 关于青春期的生理特点，下列说法正确的是

    A. 月经初潮   B. 卵巢体积无明显变化

    C. 性腺轴功能已成熟   D. 肾上腺功能无明显变化

    E. 乳房发育一般在月经初潮之后

2. 青春期开始的重要标志为

    A. 卵泡开始发育   B. 出现周期性排卵

    C. 开始出现第二性征   D. 第一次月经来潮

    E. 出现体格发育第二高峰

3. 下列关于月经的叙述，正确的是

    A. 初潮年龄多在 15~16 岁   B. 一次经量为 80~100ml

    C. 月经周期一般为 28~35 天   D. 经期多为 2~8 天

    E. 一般在经期的 4~5 天经量最多

4. 月经周期中能够正反馈作用于下丘脑 – 垂体的激素为

    A. 孕激素   B. 雄激素

    C. 雌激素   D. 甲状腺素

    E. 促性腺激素

5. 月经来潮前性激素的生理变化是

    A. 孕激素出现两个高峰   B. 出现雌、孕激素高峰

    C. 只出现雌激素高峰   D. 只出现孕激素高峰

    E. 雌、孕激素均不出现高峰

6. 下列关于月经的描述，错误的是

    A. 月经是指有规律的、周期性子宫出血

    B. 规律的月经是生殖功能成熟的外在标志之一

    C. 有月经表示有排卵

    D. 第一次月经来潮称月经初潮

    E. 月经血的特点是不凝固

7. 女，25 岁，月经周期为 30 天，其末次月经是 2008 年 5 月 18 日，其排卵日期大约在 6 月几日

    A. 2 日   B. 4 日   C. 6 日

    D. 8 日   E. 10 日

8. 促进排卵和黄体生成的激素为

    A. FSH   B. PRL   C. LH

    D. PG   E. GnRH

9. 卵子由卵巢排出后未受精，黄体开始萎缩是在排卵后的

    A. 5~7 天   B. 9~10 天   C. 11~12 天

    D. 13~14 天   E. 15~16 天

10. 月经周期长短取决于

    A. 黄体退化为白体时间   B. 白体寿命长短

    C. 增生期长短   D. 分泌期长短

    E. 月经期长短

11. 卵巢性激素以胆固醇为原料的合成途径，正确的是

    A. 雄激素→雌激素→孕激素   B. 雌激素→孕激素→雄激素

    C. 孕激素→雌激素→雄激素   D. 雌激素→雄激素→孕激素

    E. 孕激素→雄激素→雌激素

12. 下列关于雌激素生理作用的描述，不正确的是

    A. 使子宫发育   B. 促进水与钠排泄   C. 促进输卵管发育

    D. 促进骨中钙的沉积   E. 促进阴道上皮细胞的增生

13. 下列关于卵巢性激素的叙述，正确的是

    A. 雄激素主要由颗粒细胞分泌，促进乳房发育

    B. 孕激素有促进水钠潴留作用，雌激素则促进水钠排泄

    C. 孕激素使宫颈黏液分泌增加，性状变稀薄

    D. 雌激素使增生期子宫内膜转化为分泌期内膜

    E. 孕激素可使基础体温在排卵后升高 0.3~0.5℃

14. 下列不属于雌激素生理作用的是

    A. 使子宫内膜发生增生期变化   B. 可协调 FSH 促进卵泡发育

    C. 可诱导 LH 高峰   D. 是导致排卵的直接原因

    E. 促使子宫肌细胞增生和肥大

15. 下列属于孕激素生理作用的是

    A. 使子宫内膜增生   B. 促卵泡发育   C. 使乳腺管增生

    D. 促进钠与水的潴留   E. 排卵后使基础体温上升 0.3~0.5℃

16. 受卵巢激素的影响，子宫内膜发生周期性脱落的是

    A. 全层   B. 表面 2/3 层   C. 表面 1/2 层

    D. 表面 1/4 层   E. 表面 1/3 层

17. 在雌、孕激素作用下，出现周期性变化最显著的是

    A. 子宫内膜   B. 宫颈上皮   C. 输卵管黏膜

D. 阴道黏膜　　　　　　E. 卵巢表面上皮

18. 女性，月经周期是 28 天，现距上次月经来临 11 天，这时子宫内膜处于
    A. 增生早期　　　　　B. 增生晚期　　　　　C. 排卵期
    D. 分泌早期　　　　　E. 分泌晚期

19. 子宫内膜腺上皮细胞出现含糖原的核下空泡，相当于月经周期的
    A. 增生期早期　　　　B. 分泌期早期　　　　C. 增生期中期
    D. 分泌期中期　　　　E. 增生期晚期

20. 月经周期为 28 天、有排卵的妇女，于月经周期第 17 天刮宫，镜检子宫内膜
    应为
    A. 增殖期中期　　　　B. 增殖期晚期　　　　C. 分泌期早期
    D. 分泌期中期　　　　E. 分泌期晚期

21. 不发生周期性变化的组织是
    A. 阴道黏膜上皮　　　B. 卵巢生发上皮　　　C. 子宫内膜
    D. 宫颈黏膜　　　　　E. 输卵管黏膜

22. 造成宫颈黏液涂片干燥后镜下见羊齿状结晶的激素是
    A. 雌激素　　　　　　B. 催乳素　　　　　　C. 雄激素
    D. 孕激素　　　　　　E. 甲状腺素

23. 女，27 岁。结婚 2 年未孕（不分居，未避孕），作为了解卵巢功能的一个方
    法，决定行阴道组织学涂片检查，医生在考虑采样和分析结果时，下列哪一项
    不对
    A. 阴道黏膜受雌孕激素的变化而改变
    B. 阴道黏膜的变化在阴道中 1/3 处最明显
    C. 排卵前在雌激素作用下增生、角化
    D. 排卵前阴道细胞富含糖原，并被阴道杆菌分解而呈酸性
    E. 排卵后在孕激素作用下上皮细胞大量脱落

24. 女，14 岁，13 岁月经初潮，现月经周期无规律性，下列说法错误的是
    A. 可能是因为雌激素水平不足以引起 LH 的高峰
    B. 初潮后最初 2 年无排卵性月经周期常见
    C. 已初步具有生育能力，生殖系统功能发育已完善
    D. FSH 可逐渐升高出现正反馈
    E. 该患者无须用药物治疗

25. 女，26 岁。结婚 3 年未孕，月经周期素来规则而正常，行宫颈黏液涂片检查，
    见大量椭圆体结晶，判断此时应为月经周期的
    A. 第 3 ~ 5 天　　　　B. 第 10 ~ 12 天　　　C. 第 14 ~ 15 天
    D. 第 18 ~ 20 天　　　E. 第 22 ~ 27 天

(26 ~ 28 题共用选项)

A. 卵泡刺激素 　　　B. 黄体生成素 　　　C. 雌激素

D. 孕激素 　　　E. 催乳激素

26. 卵泡早期分泌量少，排卵前达高峰，以后降低，排卵后期再度增高的激素是

27. 卵泡前半期分泌量少，排卵前一天骤升，排卵后骤降，并维持低水平的激素是

28. 卵泡期分泌量少，排卵后分泌量明显增加，8 ~ 9 天后下降的激素是

第三章　妊娠生理

1. 下列有关受精过程的描述，正确的是
   A. 卵子停留在输卵管峡部等待受精
   B. 精子获能的主要部位是阴道
   C. 精子与卵子相遇时发生顶体反应
   D. 精子与卵子相遇，标志受精过程已开始
   E. 精原核和卵原核融合，标志受精过程即将完成

2. 受精发生在排卵后
   A. 6 小时内　　　　　B. 8 小时内　　　　　C. 10 小时内
   D. 12 小时内　　　　 E. 14 小时内

3. 晚期囊胚在宫腔内着床时间是受精后
   A. 6~7 天　　　　　 B. 7~8 天　　　　　 C. 8~9 天
   D. 9~10 天　　　　　E. 10~11 天

4. 胚胎期指的是受孕后的
   A. 8 周以内　　　　　B. 9 周以内　　　　　C. 10 周以内
   D. 11 周以内　　　　 E. 12 周以内

5. 女性胎儿卵巢开始分化发育是在妊娠
   A. 15~16 周　　　　　B. 17~18 周　　　　　C. 9~10 周
   D. 11~12 周　　　　　E. 13~14 周

6. 胎盘的组成为
   A. 羊膜、叶状绒毛膜和底蜕膜
   B. 羊膜、平滑绒毛膜和包蜕膜
   C. 羊膜、叶状绒毛膜和包蜕膜
   D. 羊膜、平滑绒毛膜和底蜕膜
   E. 羊膜、平滑绒毛膜和真蜕膜

7. 下列关于胎盘的叙述，正确的是
   A. 胎盘由羊膜和底蜕膜构成
   B. 底蜕膜发育成胎盘的母体部分
   C. 底蜕膜指位于宫底部分的蜕膜
   D. 羊膜发育成胎盘的母体部分
   E. 底蜕膜指与囊胚直接接触部分的蜕膜

8. 下列关于胎盘功能的描述，错误的是

    A. 胎盘内进行物质交换的部位主要在血管合体膜

    B. 通过简单扩散进行 O_2、CO_2 交换

    C. 脂溶性高的物质以简单扩散通过胎盘

    D. 免疫球蛋白 G 的分子量较大不能通过胎盘

    E. 血浆蛋白为大分子不能通过胎盘

9. 妊娠 10 周后，雌激素的主要来源是

    A. 卵巢黄体   B. 胎儿，胎盘单位

    C. 子宫平滑肌   D. 胎儿肾上腺皮质

    E. 胎盘合体滋养细胞

10. 下列属于胎盘功能检查的是

    A. 测定孕妇尿雌二醇值

    B. 测定孕妇血清游离雌三醇值

    C. 测定孕妇尿胎盘生乳素值

    D. 测定孕妇尿催产素值

    E. 以上都不是

11. 下列有关绒毛膜促性腺激素的阐述，正确的是

    A. 其分泌受垂体促性腺激素的影响

    B. 孕妇血清 hCG 浓度于 11 周达高峰

    C. 胎盘合体滋养层细胞合成的甾体激素

    D. 尿中浓度随妊娠月份而增加

    E. 与绝经期促性腺激素合用可诱发排卵

12. 正常脐带内含有

    A. 一条脐动脉，一条脐静脉   B. 两条脐动脉，一条脐静脉

    C. 两条脐动脉，两条脐静脉   D. 一条脐动脉，两条脐静脉

    E. 两条脐动脉

13. 妊娠早期羊水的主要来源是

    A. 胎膜   B. 胎儿尿液   C. 胎儿皮肤

    D. 胎儿肺   E. 母血清经胎膜进入羊膜腔的透析液

14. 正常妊娠 38 周时的羊水量约为

    A. 500ml   B. 800ml   C. 1000ml

    D. 1200ml   E. 1500ml

15. 足月妊娠时的羊水量约为

    A. 1000ml   B. 800ml   C. 600ml

    D. 400ml   E. 300ml

16. 妊娠子宫开始出现不规律无痛性收缩的时间是

    A. 自妊娠 16 周起　　B. 自妊娠 12 周起　　　C. 自妊娠 20 周起

    D. 自妊娠 28 周起　　E. 自妊娠 24 周起

17. 关于妊娠期母体乳房的变化，下列说法正确的是

    A. 妊娠晚期开始乳汁分泌

    B. 大量雌激素刺激乳腺腺泡发育

    C. 大量孕激素刺激乳腺腺管发育

    D. 初乳为白色浓稠液体

    E. 乳头增大变黑、乳晕颜色加深

18. 初孕妇，26 岁，妊娠 38 周。查体：P 90 次/分，R 18 次/分，BP 120/80mmHg。叩诊心浊音界稍向左扩大，心尖部闻及 2/6 级收缩期吹风样杂音，踝部轻度水肿，最可能的诊断是

    A. 风湿性心脏病合并妊娠

    B. 妊娠期高血压疾病性心脏病

    C. 围生期心肌病

    D. 正常妊娠改变

    E. 心脏病合并妊娠，性质待查

19. 下列关于妊娠期母体循环系统变化的描述，正确的是

    A. 心脏容量至妊娠末期约增加 30%

    B. 心排出量自妊娠 20 周逐渐增加

    C. 心排出量至妊娠 32～34 周达高峰

    D. 妊娠期处于低凝状态

    E. 妊娠晚期心率休息时每分钟增加 5 次

20. 下列关于妊娠的说法，不正确的是

    A. 妊娠是胚胎和胎儿在母体内发育成长的过程

    B. 成熟卵子受精是妊娠开始

    C. 胎儿及其附属物自母体排出是妊娠终止

    D. 妊娠全过程约为 37 周

    E. 妊娠是变化极协调的生理过程

第四章　妊娠诊断

1. 下列关于妊娠的说法，错误的是
   - A. 妊娠期全过程共 40 周
   - B. 早期妊娠是 13 周末之前
   - C. 中期妊娠是孕 14 周 ~27 周末
   - D. 晚期妊娠是第 28 周及其后
   - E. 妊娠期日期计算从末次月经结束日算起

2. 早孕出现最早及最重要的症状是
   - A. 尿频
   - B. 恶心、呕吐
   - C. 停经史
   - D. 腹痛
   - E. 乳房胀痛

3. 妊娠 6~8 周出现的黑加征是指子宫
   - A. 增大变软
   - B. 双合诊呈前屈或后屈位
   - C. 前后径变宽，略饱满呈球形
   - D. 峡部极软，感觉宫颈与宫体似不相连
   - E. 双合诊感觉子宫半侧较另半侧隆起

4. 下列能确诊为早期妊娠的是
   - A. 宫颈黏液量少
   - B. 血 β-hCG 增高
   - C. 子宫增大
   - D. 停经
   - E. B 超见原始心管搏动

5. 阴道 B 型超声最早在宫腔内见到妊娠囊的时间是停经后
   - A. 8~9 周
   - B. 1~11 周
   - C. 2~3 周
   - D. 4~5 周
   - E. 6~7 周

6. 初孕妇自觉胎动多数开始于
   - A. 妊娠 12~14 周
   - B. 妊娠 15~17 周
   - C. 妊娠 18~20 周
   - D. 妊娠 21~23 周
   - E. 妊娠 24~26 周

7. 足月妊娠时的胎心率正常值应是每分钟
   - A. 90~130 次
   - B. 100~140 次
   - C. 110~150 次
   - D. 110~160 次
   - E. 130~170 次

8. 在孕妇腹壁上听诊，与母体心率相一致的音响是
   - A. 胎心音
   - B. 子宫杂音
   - C. 脐带杂音
   - D. 胎动音
   - E. 肠蠕动音

9. 关于胎儿心音听诊，下列说法正确的是
   - A. 为单音

B. 在妊娠 18~20 周经腹壁可听到

C. 胎儿心率与孕妇心率近似

D. 常伴有脐带杂音

E. 妊娠 24 周后，在胎儿肢体侧听得最清楚

10. 胎头矢状缝与母体骨盆入口右斜径一致，小囟门位于母体骨盆左前方，其胎位是

    A. 枕左横　　　　　　B. 枕右横　　　　　　C. 枕左前

    D. 枕右前　　　　　　E. 枕右后

11. 胎头矢状缝与骨盆入口右斜径一致的胎位是

    A. 枕左后　　　　　　B. 枕左前　　　　　　C. 枕左横

    D. 枕右前　　　　　　E. 枕右横

12. 30 岁女性，既往月经不规律，因停经 4 个月来诊。查体：可于耻骨联合上 3 指触及子宫。推测其现在为

    A. 妊娠 8 周　　　　　B. 妊娠 10 周　　　　　C. 妊娠 12 周

    D. 妊娠 14 周　　　　　E. 妊娠 16 周

13. 22 岁，初产妇。末次月经 2010 年 4 月 10 日。于 2010 年 11 月 13 日就诊，检查宫底在脐上 2 横指，枕右前位，胎心率正常。现在应是

    A. 妊娠满 30 周，宫底高度符合正常情况

    B. 妊娠满 30 周，宫底高度低于正常

    C. 妊娠满 31 周，宫底高度符合正常情况

    D. 妊娠满 31 周，宫底高度低于正常

    E. 妊娠满 32 周，宫底高度低于正常

14. 某初孕妇，妊娠 38 周。腹部检查：子宫呈椭圆形，胎先露部较软且不规则，胎心在脐上偏左，本例的胎先露应是

    A. 肩先露　　　　　　B. 臀先露　　　　　　C. 面先露

    D. 枕先露　　　　　　E. 颏先露

15. 25 岁女性，妊娠 39 周，因阵发性腹痛入院，检查见宫口开大 3cm，胎头的矢状缝与骨盆入口横径一致，小囟门在母体骨盆的左侧，应诊断为

    A. LOT　　　　　　　B. ROP　　　　　　　C. LOA

    D. ROT　　　　　　　E. ROA

16. 女性，22 岁。月经推迟 8 天，结婚 8 个月从未用过避孕药，既往月经正常。宫颈软，着色，子宫正常大小，双附件（-）。下列哪项是诊断妊娠的最早方法

    A. B 型超声　　　　　　　　　　B. 放射免疫测定 β-hCG

    C. 基础体温　　　　　　　　　　D. 听胎心

    E. 尿 hCG 测定

17. 已婚妇女王某，停经 45 天，前来咨询下列哪项检查结果，医生会告诉她该项
检查对早孕诊断无帮助

    A. 基础体温双相且高温持续 21 天不下降   B. 黄体酮试验

    C. 妊娠免疫试验（血 β-hCG 测定）   D. B 超检查

    E. 尿雌三醇测定

（18～19 题共用选项）

    A. 胎方位   B. 胎先露   C. 骨盆轴

    D. 胎姿势   E. 胎产式

18. 胎体纵轴与母体纵轴的关系

19. 胎儿先露部的指示点与母体骨盆的关系

第五章　产前检查与孕期保健

第一节　产前检查

1. 围生期（围产期）国内采用的定义是指
    A. 胎龄满 27 周至出生后 7 足天
    B. 胎龄满 27 周至出生后 15 足天
    C. 胎龄满 28 周至出生后 7 足天
    D. 胎龄满 28 周至出生后 15 天
    E. 胎龄满 29 周至出生后 15 足天

2. 计算预产期的方法是从末次月经
    A. 第 3 天算起　　　B. 第 4 天算起　　　C. 第 2 天算起
    D. 第 1 天算起　　　E. 第 5 天算起

3. 末次月经是 2017 年 6 月 24 日，月经周期 40 天，更正预产期为 2018 年
    A. 4 月 10 日　　　B. 3 月 31 日　　　C. 4 月 1 日
    D. 4 月 11 日　　　E. 3 月 30 日

4. 末次月经为 2016 年 5 月 26 日，推算预产期是
    A. 2017 年 3 月 3 日　　　B. 2017 年 3 月 4 日　　　C. 2017 年 3 月 5 日
    D. 2017 年 3 月 6 日　　　E. 2017 年 3 月 7 日

5. 末次月经 2017 年 3 月 26 日，推算预产期是
    A. 2018 年 1 月 3 日　　　B. 2018 年 1 月 4 日　　　C. 2018 年 1 月 5 日
    D. 2018 年 1 月 6 日　　　E. 2018 年 1 月 7 日

6. 某孕妇平素月经周期为 40 天，末次月经 2017 年 1 月 28 日，预产期应是
    A. 2017 年 11 月 1 日　　　B. 2017 年 11 月 2 日　　　C. 2017 年 11 月 3 日
    D. 2017 年 11 月 4 日　　　E. 2017 年 11 月 14 日

7. 若某孕妇末次月经为 2017 年 1 月 28 日，于孕 60 天时行 B 超检查提示相当于 49 天孕，更正预产期为
    A. 2017 年 11 月 4 日　　　B. 2017 年 11 月 10 日　　　C. 2017 年 11 月 12 日
    D. 2017 年 11 月 14 日　　　E. 2017 年 11 月 15 日

8. 首次产前检查的时间应从
    A. 确诊早孕时开始　　　B. 计划怀孕时开始　　　C. 出现宫缩时开始

D. 末次月经首日开始　　E. 出现胎动时开始

9. 关于产前检查,下列说法正确的是

　　A. 首次产前检查是从妊娠 12 周开始

　　B. 一般孕妇共进行产前检查 10~12 次

　　C. 一般孕妇妊娠 37~41 周每周检查 1 次直至分娩

　　D. 高危孕妇从妊娠开始每 2 周 1 次

　　E. 妊娠 37 周后每周 2 次

10. 下列属于骨盆狭窄的径线是

　　A. 髂棘间径 24cm　　B. 骶耻外径 19cm　　C. 骨盆入口前后径 10cm

　　D. 坐骨棘间径 10cm　　E. 坐骨结节间径 7.5cm,出口后矢状径 8cm

11. 下列骨盆测量数值为正常的是

　　A. 髂棘间径 20cm　　B. 对角径 10.5cm　　C. 骶耻外径 17cm

　　D. 坐骨棘间径 8.5cm　　E. 坐骨结节间径 9cm

12. 若骨盆坐骨结节间径 7.5cm,应加测的骨盆径线是

　　A. 髂嵴间径　　B. 出口后矢状径　　C. 坐骨棘间径

　　D. 骶耻外径　　E. 出口前矢状径

13. 对角径是指

　　A. 骨盆入口平面的前后径

　　B. 中骨盆平面的前后径

　　C. 坐骨棘间径

　　D. 耻骨联合下缘至骶尾关节

　　E. 耻骨联合下缘至骶岬上缘中点

14. 有助于判断中骨盆狭窄的重要指标是

　　A. 骶耻外径　　B. 髂嵴间径　　C. 髂棘间径

　　D. 坐骨结节间径　　E. 坐骨切迹宽度

第二节　评估胎儿健康的技术

1. 女,34 岁。孕 24 周,自觉无力,面色略苍白。实验室检查:Hb 80g/L,RBC 2.8×10^{12}/L。该孕妇应开始进行胎儿健康状况评估的时间为

　　A. 孕 20~24 周　　B. 孕 36~38 周　　C. 孕 40~42 周

　　D. 孕 26~28 周　　E. 孕 32~34 周

2. 25 岁,初孕妇。停经 18 周,不觉胎动。产科检查:宫底高度在脐耻之间,胎方位及胎心不清。监测宫内胎儿情况首选的方法是

　　A. 腹部 X 线摄片　　B. 多普勒超声检查　　C. B 型超声检查

D. 胎儿心电图检查　　　　E. 测定羊水甲胎蛋白

3. 高危儿主要指

　　A. 产后感染

　　B. 新生儿的兄姐有婴儿期死亡

　　C. 高危产妇分娩的新生儿

　　D. 出生体重 >2500g

　　E. 孕龄 >37 周或 <42 周

4. 下列胎心电子检测结果提示胎儿缺氧的是

　　A. 胎心出现早期减速　　B. 胎心出现变异减速　　C. 胎心出现晚期减速

　　D. 胎心出现加速　　　　E. 胎心出现无应激试验反应型

5. 胎心率晚期减速的原因是

　　A. 胎儿缺氧　　　　　　B. 胎动　　　　　　　　C. 子宫收缩

　　D. 胎头受压　　　　　　E. 胎盘功能减低

6. 胎心率早期减速的原因是

　　A. 胎儿缺氧　　　　　　B. 胎动　　　　　　　　C. 子宫收缩

　　D. 胎头受压　　　　　　E. 胎盘功能减低

7. 胎心率变异减速的特征不包括

　　A. 发生与宫缩无固定关系　　　　　　　　　B. 胎心率下降迅速

　　C. 胎心率恢复缓慢　　　　　　　　　　　　D. 持续时间长短不一

　　E. 胎心率恢复迅速

8. 初产妇，24 岁。妊娠 39 周临产，产程进展顺利，枕左前位，S = 0。胎心监护突然出现变异减速，胎心 70 次/分且持续 50 秒。本例胎心减慢最可能的原因为

　　A. 胎盘早剥　　　　　　B. 脐带受压　　　　　　C. 胎头受压

　　D. 胎盘功能减退　　　　E. 慢性胎儿窘迫

9. 了解胎儿成熟度最常用的检查项目是

　　A. B 超测定胎儿双顶径　　B. 检测羊水淀粉酶值

　　C. 检测羊水肌酐值　　　　D. 检测羊水胆红素类物质值

　　E. 检测羊水卵磷脂/鞘磷脂比值

(10 ~ 12 题共用题干)

初产妇，26 岁，平素月经周期规则，停经 42 周。查体：BP 110/70mmHg，无水肿，胎心率110 次/分，腹部左前方触及胎儿肢体，头先露，S = −3。

10. 本例的诊断应是

　　A. 足月妊娠，枕左前位　　　　　　　　　B. 足月妊娠，枕右前位

　　C. 足月妊娠，枕右后位　　　　　　　　　D. 过期妊娠，枕右后位

　　E. 过期妊娠，枕右前位

11. 该孕妇自觉胎动减少，下列检查不必要的是

    A. 无应激试验（NST）

    B. 缩宫素激惹试验（OCT）

    C. B超测羊水指数

    D. 胎动计数

    E. 胎儿纤维连接蛋白（fFN）检查

12. 该孕妇胎心监护出现频发晚期减速，应采取的处理措施是

    A. 肌内注射普拉睾酮促宫颈成熟

    B. 立刻经阴道试产

    C. 静脉滴注缩宫素加快产程

    D. 尽快行剖宫产终止妊娠

    E. 行人工破膜加快产程

（13～14题共用选项）

    A. 胎儿状况良好   B. 宫缩时胎头受压   C. 胎儿受镇静药物影响

    D. 胎儿缺氧   E. 宫缩时脐带受压兴奋迷走神经

13. 胎心减速出现在宫缩高峰后下降慢，持续时间长，恢复慢，提示

14. 胎心减速与宫缩无固定关系，下降迅速且下降幅度大，恢复也迅速，提示

（15～17题共用选项）

    A. 早期减速   B. 晚期减速   C. 变异减速

    D. 基线胎心率有变异   E. 周期性胎心率加速

15. 枕先露，先露 +2，胎膜已破，第二产程末，胎儿电子监护时可能出现

16. 疑有脐带受压或脐带绕颈，胎儿电子监护时可能出现

17. 过期妊娠，B型超声提示羊水过少，胎儿电子监护时可能出现

第三节　孕妇管理

1. 最易受外界不良因素影响而发生夭折、先天畸形或遗传性疾病的胎龄为

    A. 12 周内   B. 16 周内   C. 20 周内

    D. 24 周内   E. 28 周内

2. 下列药物容易通过胎盘而影响胎儿的是

    A. 脂溶性低的药物   B. 极性药物   C. 分子量大的药物

    D. 所有激素类药物   E. 血浆蛋白结合率低的药物

3. 初孕妇，26 岁。妊娠 30 周，尿频、尿急伴阴道分泌物增多半个月。查体：尿道口及宫颈口均见多量黏液脓性分泌物。下列治疗药物中不宜选择的是

    A. 左氧氟沙星   B. 阿奇霉素   C. 红霉素

D. 头孢噻肟钠　　　　　E. 头孢曲松

4. 孕妇分娩出院后，社区医院进行产后访视的次数至少应为

A. 1 次　　　　　　　B. 2 次　　　　　　　C. 3 次

D. 4 次　　　　　　　E. 5 次

5. 下列关于我国孕产妇管理的说法，正确的是

A. 出院时保健手册应交给产妇

B. 确保婴儿安全的基础上保证孕妇安全

C. 产后 3 个月结束系统管理

D. 城市开展三级分工，农村开展二级分工

E. 妊娠 3 个月开始系统管理

第六章　遗传咨询、产前筛查、产前诊断与胎儿手术

1. 孕妇，37 岁。G_2P_1，2 年前顺产 1 男婴，确诊为 21 - 三体综合征。本次自然受孕，现孕 16 周，咨询唐氏筛查事宜，对其合理的建议为
   A. 行孕早期唐氏筛查
   B. 20 ~ 24 周 B 超筛查有无唐氏儿可能
   C. 行孕中期唐氏筛查
   D. 行孕早期、孕中期联合唐氏筛查
   E. 羊膜腔穿刺行染色体检查

2. 诊断胎儿遗传性疾病，准确性较差的产前诊断技术是
   A. 孕妇血提取胎儿细胞　　　　　　B. 羊水穿刺
   C. 胎儿镜下活检　　　　　　　　　D. 经皮脐血穿刺技术
   E. 绒毛穿刺取样

3. 产前诊断胎儿畸形最常用的手段是
   A. 胎儿心电图　　　　　　　　　　B. 羊膜腔穿刺羊水检查
   C. 胎儿头皮血 pH 检查　　　　　　D. 羊膜镜检查
   E. B 超检查

第七章 妊娠并发症

第一节 自然流产

1. 流产的定义为

   A. 妊娠<37 周，胎儿体重<2500g 而终止者

   B. 妊娠<28 周，胎儿体重<1000g 而终止者

   C. 妊娠<38 周，胎儿体重<2500g 而终止者

   D. 妊娠<24 周，胎儿体重<1500g 而终止者

   E. 妊娠<36 周，胎儿体重<2500g 而终止者

2. 女，27 岁，已婚。停经 9 周，阵发性下腹痛 3 天，阴道少量流血 2 天。为判断
   是否能继续妊娠，首选的辅助检查是

   A. 尿妊娠试验　　　　B. B 超检查　　　　C. 胎心监测

   D. 胎盘功能检查　　　E. 监测血孕酮

3. 下列哪项不是稽留流产严重出血的原因

   A. 妊娠子宫血运丰富特易出血

   B. 胎盘机化，粘连宫壁，易致残留

   C. 稽留日久，易发生凝血功能障碍

   D. 雌激素不足，子宫对催产素不敏感，易宫缩不良

   E. 胚胎组织粘连宫壁，刮宫易致子宫穿孔

4. 关于稽留流产的处理，下述何项是错误的

   A. 刮宫前先做凝血功能检查，防术时因凝血障碍而大出血

   B. 刮宫前必须先用雌激素以提高子宫肌肉对缩宫素的敏感性

   C. 刮宫前做好备血、输液准备

   D. 力争做到一次刮净，以防因不全而出血

   E. 过期流产胎盘机化，术中谨防穿孔

5. 流产感染易发生在

   A. 先兆流产　　　　B. 完全流产　　　　C. 稽留流产

   D. 不全流产　　　　E. 难免流产

6. 不全流产的特征是

   A. 易休克和感染　　　B. 腹痛　　　　　C. 阴道流血

D. 无妊娠物排出　　　　E. 妊娠物完全排出

7. 28 岁女性，妊娠 40 天，因下腹阵痛伴阴道少量出血 1 天就诊。查体：子宫增大与停经月份相符，宫口未开。既往妊娠 50 天时自然流产 1 次。目前对该患者的正确处置是

  A. 静卧保胎　　　　　　　　　　　B. 行宫颈内口环扎术保胎

  C. 行刮宫术清除宫内胚胎　　　　　D. 肌内注射炔雌醇抑制宫缩

  E. 静滴缩宫素止血

8. 26 岁，经产妇。停经 8 周，下腹阵发性剧烈疼痛 10 小时伴多量阴道流血，超过月经量。检查宫口开大近 2cm。本例最正确的处置应是

  A. 静脉滴注止血药物　　　　　　　B. 口服硫酸舒喘灵

  C. 肌内注射硫酸镁　　　　　　　　D. 肌内注射黄体酮

  E. 行负压吸宫术

9. 24 岁女性。停经 65 天，阵发腹痛伴多量阴道流血 1 天。妇科检查：子宫 6 周妊娠大小，宫口开，有血液不断流出。首选的处理是

  A. 立即清宫　　　　B. 立即抗感染　　　　C. 按摩子宫

  D. 输血　　　　　　E. 剖腹探查

（10 ~ 11 题共用题干）

女，18 岁。有性生活史，停经 58 天，下腹痛伴阴道流血 10 天，5 天前似有组织块自阴道排出，近 3 天下腹疼痛加重，阴道流血量较月经多，有臭味。平素月经规律。查体：T 38℃，尿 hCG（±）。妇科检查：阴道多量血液，有臭味，宫体稍大，触痛明显，附件略增厚，有压痛。血常规：Hb 85g/L，WBC 15×10^9/L，N 0.9，Plt 145×10^9/L。

10. 该患者最可能的主要诊断是

  A. 宫外孕合并感染　　　　　　　　B. 流产合并感染

  C. 不全流产　　　　　　　　　　　D. 难免流产

  E. 急性盆腔炎

11. 应首先进行的处理是

  A. 抗感染同时行清宫术　　　　　　B. 抗感染同时行剖腹探查术

  C. 感染控制 2 ~ 3 天后再清宫术　　D. 立即清宫术

  E. 抗感染治疗，严密观察

（12 ~ 14 题共用题干）

女，21 岁，初孕妇。停经 49 天，下腹胀痛伴阴道少量流血半天。妇科检查：子宫前位，约 50 天妊娠大小，质软，宫口未开。

12. 首先考虑的诊断是

  A. 先兆流产　　　　B. 不全流产　　　　C. 难免流产

  D. 稽留流产　　　　E. 完全流产

13. 1 天后下腹阵发性疼痛明显，阴道流血量增多。妇科检查：子宫约 50 天妊娠大小，可见宫口处有胚胎组织堵塞。此时最可能的诊断是
    - A. 先兆流产
    - B. 不全流产
    - C. 难免流产
    - D. 稽留流产
    - E. 完全流产

14. 此时最有效的处理措施是
    - A. 保胎
    - B. 给予抗生素
    - C. 尽快清宫术
    - D. 左侧卧位
    - E. 静脉给缩宫素

(15 ~ 17 题共用题干)

女，28 岁，停经 3 个月，早孕反应消失，阴道少许流血 2 天。妇科检查：宫口闭，子宫如妊娠 8 周大，质软，双侧附件区未触及异常。

15. 为明确诊断，首选的检查是
    - A. 腹部 CT 检查
    - B. 多普勒超声检查
    - C. B 超检查
    - D. 诊断性刮宫
    - E. 血孕酮测定

16. 该患者最可能的诊断是
    - A. 完全流产
    - B. 难免流产
    - C. 流产感染
    - D. 稽留流产
    - E. 先兆流产

17. 该患者正确的处理措施是
    - A. 继续观察 1 周
    - B. 孕激素保胎治疗
    - C. 静脉滴注缩宫素引产
    - D. 雌激素治疗后刮宫
    - E. 孕激素治疗后刮宫

(18 ~ 20 题共用题干)

已婚妇女，停经 46 天，下腹部轻度阵发性疼痛及阴道少量流血 10 小时。妇科检查：子宫稍大，宫口未开。

18. 本例最可能的诊断是
    - A. 不全流产
    - B. 稽留流产
    - C. 先兆流产
    - D. 难免流产
    - E. 习惯性流产

19. 若 2 天后阴道流血量增多，下腹阵发性疼痛明显加重。妇科检查：宫口通过 1 指，宫口处见胚胎组织堵塞。此时最可能的诊断是
    - A. 不全流产
    - B. 稽留流产
    - C. 先兆流产
    - D. 难免流产
    - E. 习惯性流产

20. 本例此时最有效的处理措施是
    - A. 肌内注射立止血
    - B. 纱布条填塞阴道压迫止血
    - C. 尽早行刮宫术
    - D. 肌内注射维生素 K_1
    - E. 压迫下腹部，排出胚胎组织

（21～23 题共用题干）

女，28 岁，诉妊娠 4$^+$ 月，昨搬重物后腰酸、下坠感，今上午下腹始有阵痛，持续加重，半小时前阴道有流液，量较多，湿透内裤，急诊来院

21. 最可能的诊断是

　　A. 先兆流产　　　　　B. 难免流产　　　　　C. 不全流产

　　D. 完全流产　　　　　E. 复发性流产

22. 最有助于该诊断的检查是

　　A. 测宫缩　　　　　　B. 听胎心　　　　　　C. 测阴道液体 pH

　　D. 尿 hCG 定性　　　　E. 血常规

23. 如确诊胎膜已破，此患者最适当处理是

　　A. 安胎　　　　　　　B. 刮宫　　　　　　　C. 抗炎

　　D. 输血　　　　　　　E. 用宫缩药物尽早使胚胎、胎盘组织排出

（24～25 题共用选项）

　　A. 胚胎染色体异常　　B. 免疫功能异常　　　C. 黄体功能不足

　　D. 宫颈口松弛　　　　E. 甲状腺功能减退症

24. 早期流产的最常见原因是

25. 晚期习惯性流产的常见原因是

第二节　异位妊娠

1. 输卵管妊娠最常见的着床部位是在输卵管的

　　A. 伞部　　　　　　　B. 壶腹部　　　　　　C. 峡部

　　D. 壶腹部与峡部连接部　E. 间质部

2. 输卵管妊娠最常见的病因是

　　A. 输卵管发育异常　　　　　　　　B. 慢性输卵管炎

　　C. 输卵管结扎术后再通　　　　　　D. 输卵管受肿瘤压迫

　　E. 内分泌功能失调

3. 输卵管妊娠典型的临床症状为

　　A. 痛经、阴道流血　　　　　　　　B. 腹痛、阴道流血、发热

　　C. 停经、腹痛、阴道流血　　　　　D. 腹痛、阴道流血、恶心

　　E. 腹痛、阴道流血、晕厥

4. 异位妊娠体征不包括

　　A. 阴道后穹隆饱满　　　　　　　　B. 直肠子宫陷凹有触痛结节

　　C. 宫颈举痛　　　　　　　　　　　D. 子宫漂浮感

　　E. 子宫一侧有触痛包块

5. 女，30 岁。停经 45 天，阴道少量流血 1 天，平素月经规律。查体：P 96 次/分，BP 100/60mmHg。妇科检查：子宫稍大，左侧附件区增厚，压痛明显。B 超提示左侧附件区有一 3cm×3cm×2cm 大小包块，少量盆腔积液。首选的处理是

  A. 超声引导下包块穿刺　　B. 诊断性刮宫　　　C. 严密观察

  D. 介入治疗　　　　　　　E. 血 β-hCG 测定

6. 女，22 岁，因下腹疼痛逐渐加重伴肛门坠胀感 6 小时急诊就诊。查体：P 110 次/分，BP 90/60mmHg。面色苍白、表情痛苦、微汗。阴道后穹隆穿刺抽出不凝血。需对该患者采取的措施是

  A. 中药活血化瘀治疗　　　　　　　　B. 立刻行腹腔镜探查术

  C. 期待疗法，密切随访　　　　　　　D. 立刻行刮宫术

  E. 静滴甲氨蝶呤

7. 下列符合输卵管妊娠化疗条件的是

  A. 输卵管妊娠包块直径 2cm

  B. 血绒毛膜促性腺激素 4000U/L

  C. B 超检查示中等量盆腔积液

  D. 肝功能异常

  E. 突发一侧下腹撕裂样疼痛

8. 女，24 岁，10 天前因"停经 42 天，妊娠试验阳性"行吸宫流产术，今晨突然晕倒在地，体温 37.5℃，血压 75/50mmHg，脉搏 100 次/分，下腹压痛及反跳痛明显，外阴少量流血，宫颈举痛明显，宫口闭，子宫稍大，稍软，右侧似有一包块边缘不清，压痛。查 WBC $10×10^9$/L，N 0.70。最准确的诊断是

  A. 流产后右附件炎　　　B. 人工流产不全　　　C. 右输卵管妊娠破裂

  D. 宫颈粘连　　　　　　E. 急性阑尾炎

9. 女，25 岁。停经 40 天，阴道出血 8 天，伴下腹隐痛，检查：宫颈无举痛，宫体略大，质中，附件无明显肿块及压痛，hCG（+），要求人工流产。人工流产吸出物见到下列哪一项可排除宫外孕

  A. 蜕膜组织　　　　　　B. 绒毛　　　　　　C. A-S 反应

  D. 增生期子宫内膜　　　E. 分泌期子宫内膜伴蜕膜反应

10. 已婚妇女，26 岁。月经规律，停经数天，今晨出现一侧下腹痛伴肛门坠胀感，查体：BP 90/60mmHg。该患者此时有诊断价值的体征是

  A. 子宫稍大变软　　　　　　　　B. 腹肌紧张

  C. 宫颈举痛，后穹隆饱满　　　　D. 双合诊黑加征（+）

  E. 腹部移动性浊音（-）

11. 女，26 岁，已婚。突发一侧下腹部持续剧烈疼痛，阴道流血 1 天。体检：血

压 60/40mmHg，阴道后穹隆穿刺抽出不凝血。最有价值的体征是

    A. 突发腹痛

    B. 阴道后穹隆穿刺抽出不凝血

    C. 血压 60/40mmHg

    D. 阴道流血 1 天

    E. 一侧下腹部持续性剧烈疼痛

12. 女，28 岁。在急诊室经检查后考虑为输卵管妊娠破裂。最有价值的病史及体检结果是

    A. 下腹坠胀感明显   B. 有停经史

    C. 一侧下腹部持续性剧烈疼痛   D. 出现多次呕吐，面色苍白

    E. 阴道流血量与重度贫血外貌不成比例

13. 女，26 岁，结婚 1 年未孕。现停经 41 天，阴道少量流血 6 小时。今晨突感下腹部剧烈疼痛，伴明显肛门坠胀感。BP 66/44mmHg。妇科检查：宫颈举痛，摇摆痛明显，子宫稍大，稍软，左侧附件区压痛明显。本例恰当的处理措施是

    A. 立即行剖腹探查术   B. 立即行刮宫术

    C. 输液输血，同时行剖腹探查术   D. 输液输血，观察病情进展

    E. 待纠正休克后行剖腹探查术

14. 女，26 岁。停经 50 天，左下腹胀痛不适 2 天，肛门坠胀 1 天。平素月经规律。BP 90/60mmHg。下列体征与诊断无关的是

    A. 后穹隆饱满   B. 宫颈光滑   C. 宫颈举痛

    D. 宫颈软并着色   E. 子宫稍大变软

（15～16 题共用题干）

女，26 岁。平素月经规则，停经 48 天，阴道不规则流血 10 天，突然右下腹撕裂样疼痛急诊入院。查体：BP 80/50mmHg，右下腹压痛及反跳痛（＋），肌紧张不明显。妇科检查：阴道后穹隆饱满，宫颈举痛（＋），子宫漂浮感。尿妊娠试验阳性。

15. 该患者最可能的诊断是

    A. 输卵管妊娠破裂   B. 急性阑尾炎   C. 卵巢黄体破裂

    D. 卵巢囊肿蒂扭转   E. 子宫肌瘤红色样变

16. 为明确诊断，最可靠的辅助检查是

    A. B 型超声检查   B. 阴道后穹隆穿刺   C. 盆腹腔 CT 检查

    D. 盆腹腔磁共振检查   E. 血 hCG

（17～19 题共用题干）

女，30 岁，已婚，平时月经规律。停经 40 天，右下腹剧痛 4 小时伴头晕及肛门坠胀感。查体：BP 80/56mmHg，面色苍白，痛苦病容，下腹部压痛及反跳痛（＋），尤以右侧为著，肌紧张不明显，移动性浊音（＋）。妇科检查：宫颈举痛，宫体稍大，右

附件区触及不规则包块，大小约 4cm×3cm×3cm，压痛（＋）。实验室检查：Hb 100g/L。

17. 该患者最可能的诊断是

A. 卵巢囊肿蒂扭转   B. 输卵管妊娠破裂

C. 卵巢滤泡囊肿破裂   D. 卵巢黄体囊肿破裂

E. 卵巢子宫内膜异位囊肿破裂

18. 该患者简单可靠的辅助检查是

A. 腹部 CT 检查   B. 阴道后穹隆穿刺

C. 腹部 X 线检查   D. 宫腔镜检查

E. 腹腔镜检查

19. 对该患者正确的处理措施是

A. 口服止血药物   B. 肌内注射甲氨蝶呤

C. 手术治疗   D. 中药活血化瘀

E. 对症处理，严密观察

（20～22 题共用题干）

26 岁，女性，停经 45 天，突感下腹坠痛及肛门坠胀感，少量阴道流血及头晕、呕吐半天。体格检查：面色苍白，BP 80/40mmHg，腹肌略紧张，下腹压痛。妇科检查：阴道少量血性物，宫颈举痛（＋），后穹隆饱满，子宫稍大，附件区触诊不满意。

20. 该患者首选检查项目应是

A. B 型超声检查   B. 后穹隆穿刺   C. 血常规及出凝血时间测定

D. 尿妊娠试验   E. 诊断性刮宫

21. 本例最可能的诊断是

A. 急性盆腔炎   B. 先兆流产   C. 卵巢囊肿蒂扭转

D. 异位妊娠   E. 难免流产

22. 本例最恰当的处理是

A. 中医治疗   B. 纠正休克   C. 输血同时手术探查

D. 应用抗生素   E. 静脉输液

第三节　妊娠剧吐

1. 妊娠剧吐易造成患者下列哪种维生素缺乏

A. VitA   B. $VitB_1$ C. $VitB_6$

D. $VitB_{12}$ E. VitC

第四节 妊娠期高血压疾病

1. 发生子痫前期的高危因素不包括
   A. 多胎妊娠 B. 糖尿病 C. 羊水过多
   D. 前置胎盘 E. 营养不良

2. 妊娠期高血压疾病的基本病变为
   A. 慢性弥漫性血管内凝血 B. 全身小血管痉挛
   C. 血液高度浓缩 D. 水钠严重潴留
   E. 肾素 – 血管紧张素 – 前列腺素系统平衡失调

3. 子痫发作时孕妇的直接死亡原因是
   A. 心脏病 B. 脑出血 C. Ⅲ度胎盘早剥
   D. 急性重型肝炎 E. 急性肝功能衰竭

4. 硫酸镁中毒时最早出现的是
   A. 呼吸加快 B. 尿量减少 C. 呼吸减慢
   D. 膝反射消失 E. 心率加快

5. 24岁，女，妊娠38周，头晕眼花1天。体格检查：血压160/96mmHg，宫底位于脐与剑突之间，胎头固定，枕右前位，胎心142次/分，尿蛋白（＋＋）。本例正确的诊断应是
   A. 妊娠期高血压 B. 慢性高血压并发子痫前期
   C. 子痫前期 D. 子痫
   E. 妊娠合并慢性高血压

6. 初孕妇，24岁。妊娠38周，自觉头痛，视物不清4天。下列情况与疾病严重程度关系较小的是
   A. 血压水平 B. 水肿程度 C. 眼底检查
   D. 自觉症状 E. 尿蛋白

7. 初孕妇，妊娠30周。因头痛、突发视物不清1天急诊就诊。查体：P 60次/分，BP 160/110mmHg，脚踝部凹陷性水肿，神经系统检查未发现异常。产科检查：子宫底高度在脐上2横指，胎心率110次/分。为评估病情的严重程度，首选的检查是
   A. 头颅CT B. 甲状腺功能测定 C. 尿常规
   D. 心脏彩超 E. 眼底检查

8. 初孕妇，25岁，妊娠33周。BP 150/90mmhg，尿蛋白0.5g/24h，伴有上腹部不适、头痛等症状。该患者属于
   A. 妊娠期高血压 B. 子痫前期

C. 妊娠合并慢性高血压　　　　　　　　　　　D. 子痫

E. 慢性高血压合并子痫前期

9. 硫酸镁用以治疗妊娠期高血压疾病时，下述哪项不对

A. 最主要用以解痉和降低神经兴奋性，以预防和控制抽搐

B. 24 小时硫酸镁总量不得超过 10g

C. 尿量少于 17ml/h 或呼吸 <16 次/分时停用

D. 膝反射消失者禁用

E. 硫酸镁中毒时，用葡萄糖酸钙缓慢推注治疗

10. 重度子痫前期的产科处理，下述哪项是错误的

A. 孕 27 周，经治疗病情好转而稳定，可继续妊娠

B. 孕 32 周，积极治疗 24 ~ 48 小时症状改善，估计胎儿可成活，可继续妊娠

C. 孕 33 周，经积极治疗 24 ~ 48 小时病情继续恶化，应继续积极治疗并尽快

终止妊娠

D. 发生子痫的患者，抽搐控制后可以继续妊娠

E. 病情继续恶化应行剖宫术

11. 关于子痫，下述哪项不对

A. 大多数子痫患者抽搐前有头痛、胸闷、视力障碍及呕吐等前驱症状

B. 子痫的发生以产前为最多见

C. 抽搐频繁、昏迷不醒者大多病情严重

D. 终止妊娠是治疗子痫最根本方法，一旦分娩后子痫就不再发生

E. 子痫发作时易致自伤及胎儿窘迫

12. 子痫前期患者，正常分娩胎盘自然娩出时失血不多，产后突然发生面色苍白，

血压下降，脉搏细弱，其发病原因不考虑下列哪一项

A. 患者对失血的耐受性降低

B. 孕期长期限盐，引起低钠血症

C. 产后腹压突降，内脏血管扩张，回心血量减少

D. 并发子宫破裂，内出血

E. 产前有血容量偏低，未很好纠正

13. 孕 35 周初孕妇，重度子痫前期，患者突发腹痛，4 小时后胎心消失，宫底明

显升高，子宫强硬、有压痛，宫缩间歇子宫不完全放松，重度贫血貌，阴道少

量流血，宫口开 1 指，头先露。下列何项处理最佳

A. 人工破膜后药物引产　　　　　　　　　　　B. 滴注催产素

C. 注射哌替啶调整宫缩　　　　　　　　　　　D. 急诊剖产术

E. 宫口开全后行穿颅术

14. 子痫前期孕妇，硫酸镁治疗。查体：R 14 次/分，膝反射消失。此时应立即采

取的措施是

A. 吸氧，左侧卧位　　B. 肌内注射冬眠合剂　　C. 静脉注射钙剂

D. 静脉注射地西泮　　E. 肌内注射哌替啶

15. 30 岁妇女，第一胎，妊娠 34 周，妊娠期高血压，3 小时前突然腹痛，阴道出血，色鲜红，如月经量。体检：血压 70/40mmHg，宫底在剑突下 2 指，子宫硬，肌壁松弛不完全，胎位不清，胎心音消失。宫颈管未消失，宫颈口未开。最恰当的处理是

A. 立即扩张宫口，破膜，催产素静脉滴注引产

B. 立即人工破膜，等待自然分娩

C. 以抗休克为主，因死胎，不急于引产

D. 抗休克，尽快剖宫产

E. 立即做 B 型超声检查

16. 女，27 岁。妊娠 38 周，伴头痛、头晕、视物不清 1 天。体格检查：BP 180/110mmHg，尿蛋白（+），水肿（+），胎心 140 次/分。肛诊子宫颈管未消失。NST 为无反应型。最正确的处理是

A. 静脉滴注硫酸镁，继续妊娠　　B. 降压利尿

C. 治疗 4 天无好转行剖宫产术　　D. 促宫颈成熟

E. 治疗同时行剖宫产

17. 初产妇孕 38 周，下肢水肿伴头晕眼花、视物模糊 1 周。血压 160/104mmHg，尿蛋白（+）。NST 有反应型。正确处理为

A. 立即剖宫产　　B. 积极治疗，等待自然分娩

C. 积极治疗 1 周，终止妊娠　　D. 立即静脉滴注催产素引产

E. 积极治疗 24 ~48 小时，终止妊娠

18. 初孕妇，24 岁，妊娠 38 周，血压 170/110mmHg，尿蛋白（+++），突然抽搐，后昏迷。首选的治疗方法是

A. 静脉推注硫酸镁

B. 引产

C. 积极治疗 24 小时内行剖宫产

D. 积极控制抽搐，病情控制后终止妊娠

E. 控制抽搐，稳定病情，至自然分娩

19. 初孕妇，25 岁，妊娠 37 周，剧烈头痛并呕吐，并自觉胎动少 1 天。血压 BP 160/100mmHg，尿蛋白（+ +），胎心 130 次/分，子宫颈管未消失，OCT 呈频繁晚期减速（迟发性减速）。最合适的处理是

A. 静滴硫酸镁及肼屈嗪控制病情

B. 硫酸镁加降压加扩容疗法控制病情

C. 积极治疗48小时未能控制病情则行剖宫产

D. 破膜加静滴缩宫素引产

E. 积极药物治疗的同时立即行剖宫产

20. 初孕妇，28岁。妊娠37$37^{+4}$周，剧烈头痛并呕吐3次。查体BP 170/110mmHg，尿蛋白（++），双下肢轻度水肿。无宫缩，枕右前位，胎心率138次/分，估计胎儿体重2800g。该患者应立即采取的处理措施是

A. 静脉滴注缩宫素   B. 人工破膜后静滴缩宫素

C. 立即行剖宫产术   D. 肌内注射哌替啶

E. 静滴硫酸镁及快速静滴甘露醇

（21～23题共用题干）

26岁，初孕妇。现妊娠40周，近半月头痛、眼花、视物模糊，今晨出现剧烈头痛并呕吐2次来院就诊。测血压180/110mmHg。

21. 下列最有参考价值的病史是

A. 既往有头痛史   B. 既往血压正常   C. 有高血压家族史

D. 有患病毒性肝炎史   E. 有多次泌尿系统感染史

22. 为与慢性高血压鉴别，最有价值的血液检查结果是

A. 尿素氮值增高   B. 尿素值增高   C. 尿酸值增高

D. 肌酸值增高   E. 肌酐值增高

23. 听胎心发现胎心176次/分，此时恰当的处置应是

A. 静脉滴注硫酸镁   B. 静脉快速滴注甘露醇

C. 对症处理   D. 立即行剖宫产术

E. 立即行催产素静脉滴注引产

（24～26题共用题干）

初产妇，26岁。妊娠39周，近3天头痛、视力模糊。今晨开始头痛加重，呕吐2次，急诊入院。

24. 查体发现，最有意义的体征为

A. 下肢水肿   B. 心率90次/分   C. 24小时尿蛋白1g

D. 睑结膜苍白   E. BP 160/110mmHg

25. 假设诊断确定，最有重要价值的病史是

A. 既往血压正常   B. 既往无头痛史   C. 有高血压家族史

D. 曾患病毒性肝炎   E. 曾患盆腔炎性疾病

26. 随后若发现胎心184次/分，最恰当的处理应为

A. 肌内注射地西泮   B. 立即剖宫产

C. 静脉滴注肼屈嗪   D. 立即缩宫素引产

E. 静脉滴注硫酸镁、甘露醇后剖宫产

（27～28 题共用选项）

    A. 人工破膜　　　　　B. 剖宫产　　　　　　C. 引产

    D. 会阴侧切　　　　　E. 低位产钳术

27. 妊娠 36 周，子痫，抽搐控制 6 小时，此时应采取的措施是

28. 子痫前期初产妇，妊娠 39 周，临产，宫口开全 1 小时，LOA，S = +3，胎心 100 次/分，羊水轻度胎粪污染，此时应采取的措施是

（29～30 题共用选项）

    A. 硫酸镁静脉滴注　　B. 哌替啶肌内注射　　C. 肼苯达嗪静脉滴注

    D. 甘露醇快速静滴　　E. 氯丙嗪静脉推注

29. 重度子痫前期孕妇头痛剧烈，伴呕吐，首选药物应是

30. 不协调性子宫收缩乏力时，首选药物应是

第五节　早　产

1. 关于早产的概念，下列说法正确的是

    A. 妊娠满 28 周至不满 36 足周间分娩者

    B. 妊娠满 24 周至不满 36 足周间分娩者

    C. 妊娠满 20 周至不满 37 足周间分娩者

    D. 妊娠满 28 周至不满 37 足周间分娩者

    E. 妊娠满 28 周至不满 38 足周间分娩者

2. 引起早产最常见的原因是

    A. 重度子痫前期　　　B. 宫颈内口松弛　　　C. 下生殖道感染

    D. 羊水过少　　　　　E. 胎膜早破

3. 早产临产后应慎用的药物是

    A. 哌替啶　　　　　　B. 利托君　　　　　　C. 沙丁胺醇

    D. 硫酸镁　　　　　　E. 地塞米松

4. 32 岁，女性。妊娠 31 周，少量阴道流血，3 次早产史。主要处理应是

    A. 抑制宫缩，促进胎儿肺成熟　　　　　　B. 左侧卧位

    C. 注意休息，给以镇静剂　　　　　　　　D. 任其自然

    E. 氧气吸入，给予止血剂

5. 初产妇，24 岁，妊娠 33 周。出现规律子宫收缩，阴道少许血性分泌物。查体：胎膜未破，宫颈管缩短，无胎儿窘迫。该患者首选的药物是

    A. 静注地西泮　　　　　　　　　　　　　B. 肌内注射吲哚美辛

    C. 肌内注射哌替啶　　　　　　　　　　　D. 静滴缩宫素

    E. 静滴利托君

（6~8 题共用题干）

初产妇，27 岁。妊娠 32 周，阴道少量流血及规律腹痛 2 小时。肛门检查：宫颈管消失，宫口开大 1.5cm。

6. 该患者最可能的诊断是
    A. 先兆早产　　　　　B. 胎盘早剥　　　　　C. 前置胎盘
    D. 晚期流产　　　　　E. 早产临产

7. 以下处理措施不恰当的是
    A. 静脉滴注硫酸镁　　B. 使用缩宫素引产　　C. 使用少量镇静剂
    D. 口服沙丁胺醇　　　E. 左侧卧位

8. 为促使胎儿肺成熟，应给予
    A. 5% 葡萄糖液　　　B. 三磷酸腺苷　　　　C. 倍他米松
    D. 硝苯地平　　　　　E. 辅酶 A

9. 下列不是早产高危因素的是
    A. 既往有早产史　　　B. 免疫因素　　　　　C. 羊水过少
    D. 前置胎盘　　　　　E. 每日吸烟超过 10 支

第六节　过期妊娠

1. 下列与过期妊娠无关的是
    A. 羊水过多　　　　　B. 头盆不称　　　　　C. 巨大胎儿
    D. 雌孕激素比例失调　E. 胎盘缺乏硫酸酯酶

2. 胎儿成熟障碍常见于
    A. 多胎妊娠　　　　　B. 慢性羊水过多　　　C. 妊娠期糖尿病
    D. 过期妊娠　　　　　E. 妊娠合并甲状腺功能亢进症

3. 过期妊娠、羊水减少者，宫缩时胎心电子监护胎心率变化可能是
    A. 早期减速　　　　　B. 变异减速　　　　　C. 周期性胎心率加速
    D. 晚期加速　　　　　E. 晚期减速

4. 过期妊娠孕妇需迅速终止妊娠的情况是
    A. 12 小时胎动 18 次　　　　　　B. 无应激试验反应型
    C. 胎儿监护早期减速　　　　　　D. 缩宫索激惹试验阳性
    E. B 超羊水最大暗区垂直深度 40mm

5. 过期妊娠时，需立即终止妊娠的是
    A. 12 小时胎动为 12 次　　　　　B. NST 反应型
    C. Ⅲ 度羊水粪染　　　　　　　　D. OCT 阴性
    E. B 型超声显示羊水平面 6cm

6. 26 岁初产妇，妊娠 42^{+2} 周，规律宫缩 10 小时。估计胎儿体重 3500g，枕左前位，胎头高浮，胎心率 166 次/分。骨盆不小，宫口开大 2cm，尿雌激素/肌酐比值为 7。恰当的分娩方式应是

A. 静脉滴注缩宫素加速产程

B. 等待宫口开全行产钳术助娩

C. 等待宫口开全行胎头吸引术助娩

D. 尽快行剖宫产

E. 左侧卧位，吸氧，静注 10% 葡萄糖液

第八章　妊娠合并内外科疾病

第一节　妊娠合并心脏病

1. 妊娠合并心脏病，其发病率最高的是
   A. 先天性心脏病　　　B. 贫血性心脏病　　　C. 高血压心脏病
   D. 风湿性心脏病　　　E. 围生期心脏病

2. 对妊娠早期心脏病孕妇能否继续妊娠，最主要的判定依据是
   A. 心脏病种类　　　B. 胎儿大小　　　C. 病变部位
   D. 孕妇年龄　　　E. 心功能分级

3. 妊娠合并心脏病最容易发生心力衰竭的时期是
   A. 妊娠 26 ~ 28 周　　　B. 妊娠 30 ~ 32 周　　　C. 妊娠 32 ~ 34 周
   D. 妊娠 28 ~ 30 周　　　E. 妊娠 34 ~ 36 周

4. 建议在妊娠 12 周前行人工流产的心脏病类型是
   A. 动脉导管未闭　　　　　　　　　B. 二尖瓣关闭不全
   C. 二尖瓣狭窄伴肺动脉高压　　　　D. 轻度室间隔缺损
   E. 二尖瓣狭窄行人工球囊扩张术后

5. 已婚妇女，25 岁。患二尖瓣狭窄，主动脉瓣关闭不全。现妊娠 10 周，需终止
   妊娠的依据是
   A. 心功能 I 级、缺铁性贫血　　　　B. 心功能 I 级、急性气管炎
   C. 心功能 I 级、漏斗骨盆　　　　　D. 心功能 II 级
   E. 心功能 III 级

6. 心脏病产妇胎儿娩出后应立即
   A. 腹部放置沙袋　　　B. 静注麦角新碱　　　C. 鼓励下床活动
   D. 抗感染　　　E. 行绝育手术

7. 初产妇，28 岁，足月妊娠，合并风湿性心脏病，心功能 II 级。检查枕左前位，
   胎心率正常，无头盆不称，决定经阴道分娩，其产程处理，下列哪项正确
   A. 产妇争取平卧位休息
   B. 出现心衰征象时吸氧
   C. 第二产程鼓励产妇屏气用力
   D. 产后常规注射麦角新碱

E. 胎肩娩出后腹部放置沙袋并用腹带包扎固定

8. 妊娠早期合并心力衰竭，下列处理正确的是

    A. 继续妊娠   B. 立即终止妊娠

    C. 治疗心力衰竭的同时终止妊娠   D. 静注毛花苷 C

    E. 治疗心力衰竭好转后终止妊娠

9. 26 岁，风湿性心脏病患者。现妊娠 45 天出现心力衰竭，其处理原则应是

    A. 立即行负压吸宫术终止妊娠   B. 控制心力衰竭后继续妊娠

    C. 边控制心力衰竭边终止妊娠   D. 控制心力衰竭后行钳刮术

    E. 控制心力衰竭后行负压吸宫术

10. 经产妇，28 岁。合并风湿性心脏病，现妊娠 38 周，心功能 Ⅰ 级，规律宫缩 7 小时来院。枕左前位，胎心 152 次/分，估计胎儿 3300g，宫口开大 4cm，S = 0。本例正确的处理措施是

    A. 静滴缩宫素，尽可能缩短第一产程

    B. 不行阴道试产，行剖宫产术结束分娩

    C. 适当使用镇静剂，阴道助产

    D. 试产期间若出现心衰症状，应立即行剖宫产

    E. 避免用力屏气加腹压，胎头吸引或产钳助产

11. 妊娠合并心脏病者，下列哪项不是早期心衰表现

    A. 轻微活动后有胸闷气急及心悸感

    B. 休息时心率 >110 次/分

    C. 休息时呼吸 >20 次/分

    D. 肺底有湿啰音，咳嗽后消失

    E. 阵发性夜间呼吸困难

第二节　妊娠合并糖尿病

1. 女，29岁。妊娠 7 个月，每日进主食量 300g。口服葡萄糖耐量试验结果：空腹血糖 6.9mmol/L，2 小时血糖 13.0mmol/L。既往无糖尿病病史。应采取的措施是

    A. 口服降糖药物   B. 无需治疗   C. 加强运动

    D. 控制饮食   E. 胰岛素治疗

2. 女，26岁。妊娠 33 周，妊娠期糖尿病，通过调整饮食血糖水平控制良好，胎儿大小发育正常。下一步的处理应是

    A. 给予地塞米松   B. 口服二甲双胍   C. 加用胰岛素治疗

    D. 继续控制饮食   E. 每日监测血糖

3. 关于糖尿病对妊娠的影响，下列哪项是错误的

    A. 孕期宫内死胎发生率高   B. 易发生巨大儿

    C. 合并妊娠期高血压疾病的机率高   D. 易发生胎儿畸形

    E. 胎儿成熟较晚，应待 38 周后终止妊娠

(4～6 题共用题干)

经产妇，31 岁。现妊娠 35 周。查体：BP 120/80mmHg，宫底 35cm，胎心 136 次/分。空腹血糖 6.2mmol/L，尿糖（＋）。2 年前因妊娠 8 个月死胎行引产术。

4. 对该患者最有意义的辅助检查是

    A. 血常规   B. 尿常规   C. 葡萄糖耐量试验

    D. 尿雌三醇   E. 血生化

5. 经控制饮食 2 周后，空腹血糖 6.1mmol/L，胎心 136 次/分，无应激试验无反应型。此时最恰当的措施是

    A. 间断吸氧   B. 自行胎动计数   C. 左侧卧位

    D. 立即终止妊娠   E. 胎儿生物物理评分

6. 对该产妇分娩的新生儿，不必要的处理是

    A. 按早产儿护理   B. 检测血钙值

    C. 检测血糖值   D. 定时滴服葡萄糖液

    E. 加压吸氧

(7～9 题共用题干)

32 岁女性，孕 1 产 0，腹部明显增大一周，伴有多饮多尿，既往无糖尿病病史。B 超提示胎儿偏大，羊水过多，无体表畸形。

7. 诊断首先考虑为

    A. 母儿血型不合   B. 妊娠期糖尿病   C. 胎儿消化道畸形

    D. 妊娠期高血压   E. 风疹病毒感染

8. 为明确诊断，首选的辅助检查为

    A. 尿常规检查   B. 夫妻双方血型检查   C. 羊水甲胎蛋白测定

    D. TORCH 检查   E. 糖耐量试验

9. 对该孕妇处理，下列说法正确的是

    A. 每周监测一次糖化血红蛋白

    B. 行 B 超检查，排除胎儿畸形

    C. 诊断为妊娠期糖尿病，用胰岛素治疗，安全有效

    D. 首选饮食治疗

    E. 建议终止妊娠

第三节　妊娠合并病毒性肝炎

1. 重症肝炎产妇产后出血的常见原因是

    A. 子宫收缩乏力　　　　B. 软产道损伤　　　　C. 胎盘粘连

    D. 胎盘残留　　　　　　E. 凝血功能障碍

2. 女，30 岁。初孕妇，未临产。妊娠 35 周，恶心、呕吐、乏力伴皮肤黄染、瘙痒 1 周，结合化验检查诊断为妊娠合并乙型病毒性肝炎（重型）。除保肝治疗外，应采取的措施是

    A. 静滴催产素促进宫颈成熟　　　　　　B. 尽快使用子宫动脉栓塞术

    C. 尽快行剖宫产术　　　　　　　　　　D. 继续妊娠至 37 周

    E. 尽快利凡诺腔内引产

3. 孕妇于妊娠早期患重症肝炎，正确的处理应是

    A. 药物治疗重症肝炎

    B. 肝炎好转后继续妊娠

    C. 先行人工流产术

    D. 治疗肝炎的同时行人工流产术

    E. 治疗肝炎待病情好转行人工流产术

4. 妊娠合并急性病毒性肝炎时，昏迷前期口服新霉素是为了

    A. 预防感染

    B. 减少游离氨及其他毒素的形成

    C. 消除肠道内感染灶

    D. 控制重症肝炎进展

    E. 抑制需氧菌和厌氧菌

5. 初孕妇，26 岁。妊娠 36 周，恶心、呕吐进行性加重 5 天，明显黄疸 3 天。血丙氨酸氨基转移酶及血清胆红素明显增高，乙肝表面抗原（＋）。该患者最佳的处理措施是

    A. 卧床休息，口服保肝药物，继续妊娠

    B. 隔离、保肝治疗，继续妊娠，密切观察

    C. 立即行剖宫产

    D. 积极治疗 24 小时后终止妊娠

    E. 治疗 1 周，肝功能无明显好转终止妊娠

（6~8 题共用题干）

女，28 岁。孕 34 周，10 天前开始感觉乏力，食欲差，近 5 天病情加重，伴呕吐、巩膜发黄、神志欠清而入院，血压 135/90mmHg，ALT 35U，胆红素 176μmol/L，蛋白

（一）。

6. 对该患者首先应选择的检查是
    A. 全血细胞计数　　　B. 碱性磷酸酶　　　C. 胆酸
    D. 肝炎病毒抗原抗体七项　　　E. 血糖
7. 对该患者最佳诊断是
    A. 妊娠脂肪肝　　　　　　　　B. 妊娠肝内胆汁淤积症
    C. 妊娠期高血压疾病肝损害　　　D. 药物性肝损害
    E. 妊娠合并重症肝炎
8. 对该患者最不适当的治疗是
    A. 尽快终止妊娠　　　B. 防治肝昏迷　　　C. 积极保肝
    D. 使用广谱抗生素　　　E. 消除黄疸

第九章　胎儿异常与多胎妊娠

第一节　胎儿生长受限

1. 最可能导致胎儿生长受限的危险因素是
   A. 子宫发育畸形　　　B. 两次刮宫史　　　C. 母体双阴道单子宫
   D. 孕妇年龄小于 35 岁　　E. 合并卵巢小囊肿

（2~3 题共用题干）

25 岁初孕妇，孕 35 周，既往有贫血病史，身材矮小。因头晕、乏力、胎动减少来院就诊。测血压 100/60mmHg，面色苍白，水肿。外周血血红蛋白 70g/L，尿蛋白（±），腹围 78cm，宫底高 25cm，体重 40kg。

2. 应首先考虑的诊断是
   A. 妊娠合并肝硬化　　B. 妊娠合并贫血　　C. 妊娠合并肾炎
   D. 胎儿生长受限　　　E. 先兆子痫

3. 确定诊断后，首选治疗措施是
   A. 左侧卧位，吸氧　　B. 纠正贫血　　　C. 营养支持
   D. 静滴硫酸镁　　　　E. 终止妊娠

第二节　巨大胎儿

1. 巨大胎儿经阴道分娩的常见并发症不包括
   A. 产程延长　　　　B. 产后出血　　　C. 肩难产
   D. 头盆不称　　　　E. 羊水栓塞

2. 孕妇 30 岁，妊娠 38 周，近 2 天自觉腹胀。检查：腹形较妊娠月份大，骨盆外测量正常，胎头浮，跨耻征（+）。B 型超声胎儿双顶径 11cm，应诊断为
   A. 巨大胎儿　　　　B. 羊水过多　　　C. 多胎妊娠
   D. 胎头高直位　　　E. 胎儿宫内发育迟缓

第三节　胎儿窘迫

1. 胎儿在子宫内急性缺氧初期表现为胎动

A. 减弱 　　　　　B. 增强 　　　　　C. 次数减少

D. 频繁 　　　　　E. 次数稍增多

2. 诊断胎儿窘迫的可靠依据是

   A. 胎儿头皮血 pH 7.28

   B. 胎心监护出现频发晚期减速

   C. 胎动时胎心率 170 次/分

   D. 胎心监护出现多个变异减速

   E. 宫缩时胎心减慢，宫缩间期可恢复

3. 胎心变化中与胎儿窘迫无关的是

   A. 胎心率 >160 次/分 　　　　　B. 胎心率 <110 次/分

   C. 胎心早期减速 　　　　　D. 胎心晚期减速

   E. 胎心变异减速

4. 枕先露时胎儿窘迫的诊断依据不包括

   A. 破膜后羊水 Ⅲ 度污染 　　　　　B. 胎动减弱

   C. 胎儿监护见到早期减速 　　　　　D. 宫缩高峰时胎心 100 次/分

   E. 胎儿头皮血 pH 为 7.18

5. 25 岁，初产妇。妊娠 38 周，规律宫缩 12 小时，自然破膜 8 小时，宫口开大 3cm，胎心 100 次/分，胎心监护有多个晚期减速出现。本例正确处置应是

   A. 急查尿雌激素/肌酐比值

   B. 吸氧，严密观察产程进展

   C. 静注 25% 葡萄糖液加 VitC

   D. 静脉滴注缩宫素，加速产程

   E. 立即行剖宫产术

6. 临产已 20 小时，BP 150/100mmHg，宫缩 45 秒，间隔 3 分钟，胎心 100 次/分，S = +3，宫口开全，羊水黄绿色，出现频发晚期减速。此时应采取的措施是

   A. 肌内注射尼可刹米 　　　　　B. 静脉滴注缩宫素

   C. 静脉滴注硫酸镁 　　　　　D. 产钳术助产

   E. 立即行剖宫产

7. 初产妇，35 岁。妊娠 40 周，出现规律宫缩 12 小时，枕右前位，宫口开大 6cm，S =0，阴道流出黄绿色羊水，胎心 100 次/分。本例恰当的处理措施是

   A. 吸氧，观察产程进展 　　　　　B. 吸氧同时剖宫产

   C. 静脉滴注缩宫素 　　　　　D. 胎头吸引助产

   E. 产钳助产

第四节 死 胎

关于死胎，下列说法正确的是

    A. 妊娠 24 周后胎儿在子宫内死亡

    B. 听不到胎心时可确诊为死胎

    C. 一旦确诊为死胎应尽快引产

    D. 死胎只能阴道分娩

    E. 胎儿死亡 4 天尚未排出，必须行凝血功能检查

第五节 多胎妊娠

1. 下列不属于多胎妊娠常见并发症的是

    A. 羊水过多   B. 产后出血   C. 过期妊娠

    D. 胎盘早剥   E. 胎儿畸形

2. 单卵双胎约占多胎妊娠的

    A. 1/2   B. 2/3   C. 1/3

    D. 2/5   E. 3/4

第十章　胎儿附属物异常

第一节　前置胎盘

1. 前置胎盘的常见致病因素不包括
   A. 受精卵滋养层发育迟缓　　B. 子宫内膜炎　　　　C. 多胎妊娠
   D. 多次刮宫史　　　　　　　E. 初孕妇

2. 前置胎盘时的阴道流血特征为
   A. 阴道流血常有外伤史
   B. 阴道流血量与贫血严重程度不相符
   C. 妊娠 28 周出现阴道流血多为完全性前置胎盘
   D. 常伴有下腹阵发性疼痛
   E. 子宫收缩时阴道流血停止

3. 下列哪项不符合前置胎盘的表现
   A. 先露下降受阻
   B. 无痛性阴道流血
   C. 子宫下段闻及胎盘血流音
   D. 子宫张力较高，胎心音不易闻及
   E. 宫底高度与孕周相符

4. 28 岁女性，妊娠 29 周。反复无痛性阴道流血 3 次，且每次出血量逐渐增多。超声诊断为前置胎盘。此患者最可能的类型为
   A. 胎盘前置状态　　　　B. 部分性　　　　C. 边缘性
   D. 完全性　　　　　　　E. 胎盘低置

5. 初孕妇，妊娠 38^{+2} 周，夜间睡眠中突然出现阴道大量流血，无阵发性腹痛。查体：重度贫血貌，P 110 次/分，BP 80/60mmHg。专科检查：子宫软，枕左前位，胎心率 172 次/分。此时最佳的处理措施是
   A. 立即行 B 超检查　　　　B. 输血同时行人工破膜
   C. 立即输血纠正休克　　　　D. 输血同时行剖宫产术
   E. 立即行无应激试验

（6~8 题共用题干）

35 岁，孕 3 产 0，孕 32 周，阴道少量出血 3 天，无腹痛。曾自然流产、过期流产

各 1 次。入院检查：枕左前位，胎头浮，胎心好，耻骨联合上方可闻及胎盘杂音。

6. 该病例最可能的诊断是
   A. 胎盘早期剥离　　　　B. 前置胎盘　　　　C. 先兆流产
   D. 先兆子宫破裂　　　　E. 胎盘边缘血窦破裂

7. 为明确诊断，首选的检查方法是
   A. X 线腹部平片　　　　　　　　　B. 阴道内诊检查
   C. 腹部 B 超检查　　　　　　　　　D. 肛门检查
   E. 血常规及凝血功能检查

8. 最恰当的处理应是
   A. 确诊后即行人工破膜　　　　　　B. 卧床休息，吸氧
   C. 期待疗法　　　　　　　　　　　D. 尽快剖宫产术
   E. 人工破膜及静脉滴注缩宫素

（9～10 题共用题干）

28 岁经产妇，妊娠 37 周，今晨起床时发现阴道流血，量中等，无明显腹痛及宫缩，于上午 8 时来院就诊。

9. 本例最可能的诊断是
   A. 前置胎盘　　　　　　B. 胎盘早剥　　　　C. 子宫破裂
   D. 先兆子宫破裂　　　　E. 妊娠期高血压疾病

10. 为明确诊断，首选的检查是
    A. 胎心监护　　　　　　B. B 超检查　　　　C. 血 hCG 测定
    D. 阴道后穹隆穿刺　　　E. 腹腔镜检查

11. 本例的治疗首选
    A. 剖宫产　　　　　　　B. 经阴道分娩　　　C. 产钳助产
    D. 人工破膜　　　　　　E. 给予子宫收缩剂

（12～14 题共用题干）

初孕妇，25 岁。妊娠 31 周，从妊娠 29 周起反复 3 次阴道流血，量少，无腹痛。再次阴道流血同月经量。查体：P 88 次/分，BP 110/70mmHg。子宫软，无宫缩，枕左前位，胎头高浮，胎心率 144 次/分。

12. 本病例首先考虑的诊断是
    A. 低置性前置胎盘　　　B. 中央性前置胎盘　　C. 边缘性前置胎盘
    D. 部分性前置胎盘　　　E. 前置血管破裂

13. 应进行的辅助检查是
    A. 测定血雌三醇值　　　　　　　　B. 血常规及尿常规
    C. B 超检查　　　　　　　　　　　D. 肛查判断宫颈是否扩张
    E. 盆腔 X 线片

14. 下列处理方法错误的是
    A. 出血停止可期待治疗
    B. 卧床休息，应用宫缩抑制剂
    C. 直接阴道检查确定前置胎盘类型
    D. 输液备血
    E. 继续流血，应行剖宫产术

（15～17题共用选项）
    A. 前置胎盘　　　　　　B. 羊水过多　　　　　C. 胎盘早剥
    D. 先兆子宫破裂　　　　E. 子宫破裂

15. 25岁初孕妇，妊娠38周，患重度子痫前期，昨晚突然出现阴道流血伴下腹痛，最可能的诊断应是

16. 26岁初产妇，临产后出现下腹剧痛，烦躁不安，呼叫，下腹拒按，最可能的诊断应是

17. 28岁经产妇，妊娠32周，昨日夜晚突然出现无痛性阴道流血，最可能的诊断是

第二节　胎盘早剥

1. 胎盘早剥的主要病理变化是
    A. 底蜕膜出血　　　　　B. 真蜕膜出血　　　　C. 包蜕膜出血
    D. 胎盘边缘血窦破裂出血　　　　　　　　　　E. 以上都不是

2. 有关Ⅲ度胎盘早剥的描述，正确的是
    A. 一般胎儿存活
    B. 易导致凝血功能障碍
    C. 出现无原因无痛性阴道流血
    D. 胎盘剥离面为胎盘面积的1/5
    E. 阴道流血量与贫血程度成正比

3. 下列关于Ⅲ度胎盘早剥的临床表现的描述，正确的是
    A. 腹部柔软
    B. 触诊胎位清楚
    C. 听诊胎心正常
    D. 妊娠晚期无痛性阴道出血
    E. 休克程度与阴道流血量不成正比

4. 重型胎盘早剥与先兆子宫破裂共有的表现是
    A. 剧烈腹痛　　　　　B. 合并重度子痫前期　　　C. 跨耻征阳性

D. 子宫板状硬　　　　　　E. 出现病理缩复环

5. 下列哪项对胎盘早剥的处理是错误的

   A. Ⅲ度胎盘早剥，不能在短时间内结束分娩者行剖宫产

   B. 发现子宫胎盘卒中，立即行子宫切除术

   C. 轻度胎盘早剥，胎儿存活，胎儿宫内窘迫者行剖宫产

   D. 破膜后产程无进展，产妇情况恶化，胎儿死亡，亦要行剖宫产

   E. 初产妇轻度胎盘早剥，估计短时间能结束分娩者可经阴道分娩

6. 重型胎盘早期剥离的并发症不包括

   A. 子宫胎盘卒中　　　　B. 凝血功能障碍　　　　C. 子宫破裂

   D. 产后出血　　　　　　E. 急性肾功能衰竭

7. 下列最易发生弥散性血管内凝血的疾病是

   A. 前置胎盘　　　　　　B. 胎盘早剥　　　　　　C. 产后出血

   D. 羊水过多　　　　　　E. 轻度子痫前期

8. 初孕妇，26 岁。妊娠 35 周，自觉头痛、视物模糊 2 周，晨起突然出现持续性腹痛且逐渐加重。腹部检查：子宫板状硬。该患者最可能的诊断是

   A. 先兆早产　　　　　　B. 胎盘早剥　　　　　　C. 急性阑尾炎

   D. 前置胎盘　　　　　　E. 先兆子宫破裂

9. 26 岁初孕妇，妊娠 34 周，腹部直接受撞击后出现轻微腹痛，伴少量阴道流血，胎心 142 次/分。正确的处理应是

   A. 静脉滴注止血药物

   B. 卧床休息，给予镇静药观察病情变化

   C. 立即肛查，了解宫口扩张情况

   D. 立即行剖宫产结束妊娠

   E. 立即阴道检查，根据宫口扩张程度决定分娩方式

（10～12 题共用题干）

初孕妇，28 岁。妊娠 36 周，血压升高 3 周。今晨突然腹痛，呈持续性，阵发性加重。BP 150/98mmHg，心率 112 次/分，尿蛋白（＋＋），阴道少量流血。

10. 体格检查最可能发现的子宫体征是

   A. 不规则收缩，较硬，有压痛，宫缩间歇期子宫不完全松弛

   B. 柔软，有压痛，无宫缩

   C. 有规则阵发性收缩，宫缩间歇期子宫完全松弛

   D. 局部隆起有包块，有压痛

   E. 上段硬，下段膨隆压痛，交界处有环形凹陷

11. 此时对诊断最有价值的辅助检查是

   A. 眼底检查　　　　　　B. B 型超声检查　　　　C. 肝功能检查

D. 白细胞计数　　　　　E. 血细胞比容

12. 最可能出现的情况是

　　A. 前置胎盘　　　　　B. 子宫肌瘤红色样变　　C. 先兆早产

　　D. 胎盘早剥　　　　　E. 先兆子宫破裂

(13 ~ 15 题共用题干)

初孕妇，30 岁，妊娠 40 周，子痫前期。3 小时前突然腹痛伴阴道流血，色鲜红，量较多。查体 P 116 次/分，BP 100/80mmHg，胎位不清，胎心消失，宫颈管未消失，宫口未开。

13. 该患者最可能的诊断是

　　A. 子宫破裂　　　　　B. 先兆子宫破裂　　　C. 胎盘早剥

　　D. 前置胎盘　　　　　E. 早产

14. 此时最有价值的辅助检查是

　　A. 血常规、尿常规　　B. B 超检查　　　　C. 眼底检查

　　D. 凝血功能检查　　　E. 胎盘功能测定

15. 此时最恰当的处理措施是

　　A. 纠正休克为主，死胎不急于引产

　　B. 立即扩张宫口，破膜，缩宫素引产

　　C. 纠正休克同时尽快剖宫产

　　D. 立即人工破膜，等待自然分娩

　　E. 静脉滴注缩宫素引产

(16 ~ 17 题共用选项)

　　A. 子宫破裂　　　　　B. 先兆子宫破裂　　　C. 胎盘早剥

　　D. 忽略性肩先露　　　E. 脐带脱垂

16. 经产妇，临产 16 小时，破膜 18 小时。宫缩强，下腹压痛，枕左前位，先露高，胎心 150 次/分，宫口开大 2cm，胎头双顶径 9.6cm，导尿见肉眼血尿。最可能的诊断是

17. 初产妇，临产 5 小时，全腹痛 1 小时，阴道少量出血。检查：血压 80/50mmHg，脉搏 110 次/分。腹部检查：子宫板状硬，胎位不清，胎心听不到。最可能的诊断是

第三节　胎膜早破

1. 胎膜早破的病因不包括

　　A. 病原微生物上行感染　B. 羊膜腔压力增高　　C. 胎膜受力不均

　　D. 维生素 C 缺乏　　　E. 钙缺乏

2. 导致胎膜早破的因素不包括

    A. 生殖道病原微生物上行性感染　　　　　　B. 多胎妊娠

    C. 头盆不称　　　　　　　　　　　　　　　D. 高龄初产

    E. 宫颈内口松弛

3. 胎膜早破的剖宫产指征不包括

    A. 持续性枕横位　　　　　　　　　　　　　B. 明显头盆不称

    C. 母体体温 38.5℃　　　　　　　　　　　　D. 胎儿心率 150 次/分

    E. 电子胎心监护出现频繁晚期减速

4. 初孕妇，26 岁。妊娠 38 周，阴道流液 4 小时，无阵发性腹痛。体温 36.8℃，
    腹部无压痛，胎心率 140 次/分，胎儿大小与实际孕周相符。血 WBC 10×10^9/
    L。该患者最恰当的处理措施是

    A. 期待疗法　　　　　B. 观察 12 小时，如仍未临产行剖宫产

    C. 立即行剖宫产术　　D. 不予处理，等待自然分娩

    E. 观察 12 小时，如仍未临产给予引产

(5~7 题共用题干)

28 岁女性，妊娠 37^{+2} 周，昨日搬重物后腰酸、下坠感，今上午下腹始有阵痛，持续加重，半小时前阴道有流液，量较多，湿透内裤，急诊来院

5. 该患者最可能的诊断是

    A. 先兆临产　　　　　B. 胎膜早破　　　　　C. 晚期流产

    D. 胎盘早剥　　　　　E. 子宫破裂

6. 最有助于该诊断的检查是

    A. 测宫缩　　　　　　B. 听胎心　　　　　　C. 测阴道液体 pH

    D. 尿 hCG 定性　　　　E. 血常规

7. 如确诊胎膜已破，此患者最适当的处理是

    A. 观察，待其自然分娩　　B. 刮宫　　　　　　C. 输血

    D. 抗炎　　　　　　　　　E. 用宫缩药物尽早使胚胎、胎盘组织排出

第四节　羊水量与脐带异常

1. 羊水过少是指羊水量少于

    A. 100ml　　　　　　　B. 200ml　　　　　　C. 300ml

    D. 400ml　　　　　　　E. 1000ml

2. 羊水过多是指羊水量超过

    A. 800ml　　　　　　　B. 1000ml　　　　　　C. 1500ml

    D. 2000ml　　　　　　E. 3000ml

3. 以下哪项不是羊水过多的病因
   A. 胎儿神经管畸形　　　B. 多胎妊娠　　　　　C. 前置胎盘
   D. 妊娠合并糖尿病　　　E. 妊娠合并重度贫血

4. 27 岁初孕妇，妊娠 38 周。产科检查：子宫高度 33cm，胎心 168 次/分。B 超检查测胎头双顶径 8.0cm，羊水池最大深度 2.0cm。下列诊断不正确的是
   A. 胎儿窘迫　　　　　　B. 轻度子痫前期　　　C. 胎儿生长受限
   D. 胎盘功能减退　　　　E. 羊水过少

第十一章　正常分娩

1. 关于分娩的概念，下列正确的是
   A. 妊娠满 37 周至不满 42 周分娩为足月产
   B. 妊娠 43 周之后分娩为过期产
   C. 妊娠 28 周至 37 周分娩为早产
   D. 妊娠 28 周及 28 周以内分娩为流产
   E. 临产后胎儿死亡为死胎

2. 下列关于产力的描述，正确的是
   A. 第二产程主要是膈肌收缩力的作用
   B. 产力只包括子宫收缩力，腹壁肌及膈肌收缩力
   C. 子宫收缩力只在第一产程起作用
   D. 子宫收缩力的特点有节律性，不对称性
   E. 肛提肌收缩力协助胎先露在骨盆腔内进行内旋转

3. 下列不属于临产后正常宫缩特点的是
   A. 节律性　　　　　　B. 规律性　　　　　　C. 对称性
   D. 极性　　　　　　　E. 缩复作用

4. 关于临产后子宫收缩的特征，下列描述错误的是
   A. 具有对称性
   B. 子宫底部最强烈，下段最弱
   C. 不自主的节律性收缩
   D. 子宫收缩间歇越来越短，持续时间越来越长
   E. 子宫肌纤维在宫缩时变宽变短，间隙时恢复如旧

5. 胎儿是否衔接入盆的关键径线是
   A. 坐骨棘间径　　　　B. 入口前后径　　　　C. 坐骨结节间径
   D. 入口横径　　　　　E. 中骨盆前后径

6. 成年妇女骨盆倾斜度的正常值应是
   A. 50°　　　　　　　B. 55°　　　　　　　C. 60°
   D. 65°　　　　　　　E. 70°

7. 临产后的宫颈变化，正确的是
   A. 宫颈管消失过程为先形成漏斗状，逐渐短缩直至消失
   B. 初产妇宫颈管消失与宫口扩张同步进行居多

C. 经产妇宫颈管先消失，宫口后扩张居多

D. 前羊水囊形成使宫口不易扩张

E. 破膜后胎先露部直接压迫宫颈，影响宫口扩张

8. 下列关于子宫下段的说法，正确的是

A. 为临产后的子宫颈

B. 孕中期的子宫颈扩展为宫腔的一部分

C. 孕 16 周扩展成宫腔的一部分

D. 临产后子宫颈伸展可达 7 ~ 10cm

E. 由非孕时的子宫峡部伸展形成

9. 枕左前位胎头进入骨盆入口时其衔接的径线是

A. 双顶径　　　　　　　B. 双颧径　　　　　　　C. 枕下前囟径

D. 枕额径　　　　　　　E. 枕颏径

10. 正常足月分娩时，胎头俯屈后通过产道的胎头径线为

A. 双颞径　　　　　　　B. 枕额径　　　　　　　C. 枕颏径

D. 双顶径　　　　　　　E. 枕下前囟径

11. 子宫下段形成的时期为

A. 分娩早期　　　　　　B. 分娩末期　　　　　　C. 妊娠早期

D. 妊娠中期　　　　　　E. 妊娠末期

12. 关于枕左前位分娩机制的项目，下列说法正确的是

A. 下降动作呈持续性

B. 进入骨盆入口时，胎头呈俯屈状态

C. 俯屈动作完成后，胎头以枕额径通过产道

D. 胎头颅骨最低点达骨盆最大平面时，出现内旋转

E. 内旋转动作完成于第一产程末期

13. 枕先露行阴道助产时，确定胎位除注意囟门外，可作为依据的颅缝是

A. 额缝　　　　　　　　B. 矢状缝　　　　　　　C. 冠状缝

D. 人字缝　　　　　　　E. 颞缝

14. 下列不属于临产开始标志的是

A. 规律宫缩　　　　　　B. 宫颈管展平　　　　　C. 宫颈扩张

D. 胎先露部下降　　　　E. 见红

15. 初产妇第二产程不应超过

A. 30 分钟　　　　　　　B. 1 小时　　　　　　　C. 90 分钟

D. 2 小时　　　　　　　E. 3 小时

16. 第三产程不应超过

A. 5 分钟　　　　　　　B. 10 分钟　　　　　　　C. 15 分钟

D. 20 分钟　　　　　E. 30 分钟

17. 下列关于临产后的胎心监护，错误的是

　　A. 听胎心应在宫缩间歇期宫缩刚结束时

　　B. 潜伏期应每小时听胎心 1 次

　　C. 活跃期应每 30 分钟听胎心 1 次

　　D. 第二产程应每 15 分钟听胎心 1 次

　　E. 胎心每次应听 1 分钟

18. 临产后进入第二产程的主要标志是

　　A. 外阴膨隆　　　　　B. 胎头拨露　　　　　C. 胎头着冠

　　D. 宫口开大 10cm　　E. 肛门括约肌松弛

19. 临产后不能观察到子宫收缩的

　　A. 强度　　　　　　　B. 极性　　　　　　　C. 规律性

　　D. 间隙时间　　　　　E. 持续时间

20. 初产妇枕先露时，开始保护会阴的时间是

　　A. 宫口开全　　　　　B. 胎头可见到时　　　C. 胎头着冠时

　　D. 胎头复位时　　　　E. 胎头拨露使阴唇后联合紧张时

21. 新生儿娩出后首先应

　　A. 断脐　　　　　　　B. 擦洗新生儿面部　　C. 清理呼吸道

　　D. 刺激新生儿足部　　E. 抓紧娩出胎盘及胎膜

22. 关于新生儿出生后 1 分钟的 Apgar 评分及其意义，下列说法错误的是

　　A. 满分为 10 分，属正常新生儿

　　B. 7 分以上只需进行一般处理

　　C. 4 分以下缺氧严重，应紧急抢救

　　D. 应于出生 5 分钟内再次评分

　　E. 评分根据呼吸、心率及皮肤颜色

23. Apgar 评分为 3 分的小儿首先需要的处理是

　　A. 吸尽呼吸道堵塞物　B. 吸氧　　　　　　　C. 用镇静剂

　　D. 降温　　　　　　　E. 心脏按压

24. 经阴道分娩时，为预防产后出血，静注麦角新碱应在

　　A. 胎盘娩出时　　　　B. 胎头已着冠时　　　C. 胎头娩出时

　　D. 胎肩娩出时　　　　E. 胎头拨露阴唇后联合紧张时

25. 女，24 岁。规律宫缩 12 小时，连续观察 2 小时，宫口由 6cm 开大至 9cm，S =
　　+1，胎心 140 次/分。本例正确处置应为

　　A. 严密观察产程进展　　　　　　　　B. 肌内注射哌替啶 100mg

　　C. 静脉滴注缩宫素　　　　　　　　　D. 立即人工破膜

E. 立即行剖宫产术

26. 初孕妇, 23 岁, 孕 38 周, 规律宫缩 10 小时就诊。查体: 胎心率 136 次/分, 宫口开大 8cm, S = -2, 胎膜未破。正确的处理措施是

    A. 0.5U 缩宫素静滴
            B. 继续观察产程

    C. 100mg 哌替啶静注
          D. 人工破膜并静注缩宫素

    E. 立刻行剖宫产术

27. 经产妇, 26 岁。阵发性腹痛 6 小时, 宫缩 30 秒/3 ~ 4 分钟, 中等强度。急诊室检查胎心 140 次/分, 枕右前位, 宫口开大 3cm, 胎膜膨出。本例最恰当的处理措施为

    A. 住院入待产室
    B. 人工破膜后住院
    C. 急诊室观察处理

    D. 急送产房消毒接产
    E. 温肥皂水灌肠减少污染

28. 初产妇, 25 岁。产程顺利, 宫口开全 1 小时, 胎头已拨露。胎心监护为早期减速, 应采取的处理措施为

    A. 立即剖宫产
            B. 产钳助产

    C. 立即静脉推注 50% 葡萄糖液
      D. 静脉滴注缩宫素

    E. 等待自然分娩

29. 初产妇, 26 岁。妊娠 39 周, 临产后 9 小时, 胎儿娩出 5 分钟, 胎盘未娩出。不恰当的处理是

    A. 下压宫底
            B. 检查宫体是否变硬

    C. 观察脐带有无自行延长
       D. 观察阴道有无流血

    E. 测量血压

30. 初产妇, 29 岁。胎儿娩出 30 分钟后, 出现阴道流血 200ml, 用手在产妇耻骨联合上方轻压子宫下段时, 外露脐带回缩, 此时正确的处理措施是

    A. 等待胎盘剥离
            B. 按压宫底, 牵拉脐带

    C. 立即输血
            D. 徒手剥离胎盘

    E. 子宫体注射麦角新碱

第十二章　异常分娩

第一节　产力异常

1. 初产妇第一产程潜伏期延长是指潜伏期超过

    A. 8 小时　　　　　　B. 10 小时　　　　　　C. 20 小时

    D. 12 小时　　　　　　E. 16 小时

2. Bishop 宫颈成熟度评分，应得 2 分的项目是

    A. 宫口位置朝前　　　　B. 宫口开大 5cm　　　　C. 宫颈管消退 80%

    D. 宫颈中等度硬　　　　E. 胎头位置 + 1

3. 不协调性子宫收缩乏力的正确处理应是

    A. 针刺合谷、三阴交穴位　　　　　　　　B. 温肥皂水灌肠

    C. 肌内注射哌替啶　　　　　　　　　　　D. 人工破膜

    E. 静脉滴注缩宫素

4. 急产是指

    A. 第二产程不足 1 小时

    B. 经产妇总产程不足 2 小时

    C. 分娩总产程不足 3 小时

    D. 初产妇总产程不足 5 小时

    E. 第一、第二产程不足 6 小时

5. 初孕妇，32 岁。妊娠 39 周，规律宫缩 8 小时，随后持续腹痛，拒按，无间歇期，胎心音不清，宫口开大 5cm，胎头 S = −1，后囟位于 1 点处。该患者最可能的诊断是

    A. 协调性宫缩乏力　　　B. 强直性子宫收缩　　　C. 先兆子宫破裂

    D. 持续性枕后位　　　　E. 宫颈扩张活跃期停滞

6. 初孕妇，26 岁。妊娠 40 周，宫缩持续 40 秒，间歇 5~6 分钟，强度中等，胎心率 154 次/分，胎头已拨露，胎头先露已 1 小时无进展，阴道检查无异常。应诊断为

    A. 协调性宫缩乏力　　　B. 不协调性宫缩乏力　　　C. 骨产道异常

    D. 胎位异常　　　　　　E. 胎儿窘迫

7. 初孕妇，26 岁。妊娠 38 周，规律宫缩 8 小时，宫口开大 6cm，S = + 1，胎膜已

破，估计胎儿 3000g，血压 130/80mmHg，胎心 144 次/分。2 小时后肛查：宫口仍 6cm，边薄，先露 S = +1，宫缩力弱，20 秒/5~6 分，胎心好。应诊断为

A. 潜伏期延长   B. 活跃期延长   C. 活跃期停滞

D. 第二产程延长   E. 滞产

8. 初产妇，23 岁。妊娠 39 周，枕右前位，估计胎儿体重 2800g，临产后 10 小时，宫缩逐渐减弱，胎膜已破，宫口开大 7cm，胎头 = +2，胎心 140 次/分。此时恰当的处理措施是

A. 静脉注射地西泮   B. 肌内注射缩宫素   C. 静脉滴注缩宫素

D. 静脉注射麦角新碱   E. 立即行剖宫产术

9. 初孕妇，24 岁。规律宫缩 12 小时，宫口开大 3cm，羊膜囊完整，胎头 S = +1，胎心 140 次/分。对该患者的处理是

A. 立即行人工破膜   B. 无需处理   C. 立即剖宫产

D. 静滴缩宫素   E. 会阴侧切

(10~11 题共用题干)

初产妇，26 岁，孕 39 周。肛查宫口 8cm，先露 S = 0，胎膜未破，头先露，有宫缩，但子宫体部不变硬，持续时间 30 秒，间隔 5 分钟，胎心 136 次/分。B 型超声示胎儿双顶径为 9.0cm。

10. 出现以上情况最可能的原因是

    A. 子宫收缩过强   B. 胎儿过大   C. 子宫收缩乏力

    D. 骨盆狭窄   E. 胎儿畸形

11. 此病例最正确的处理是

    A. 人工破膜   B. 立即剖宫产

    C. 静脉点滴催产素 5U   D. 肌注哌替啶 100 mg

    E. 观察 2 小时后再决定

(12~13 题共用题干)

27 岁，初产妇。妊娠 39 周，规律宫缩 6 小时，枕左前位，估计胎儿体重 2700g，胎心 142 次/分。阴道检查：宫口开大 3cm，未破膜，S = +1，骨盆测量未见异常。

12. 此时正确的处理应是

    A. 行剖宫产术   B. 等待自然分娩

    C. 人工破膜加速产程进展   D. 静脉滴注缩宫素

    E. 抑制宫缩，使其维持至妊娠 40 周

13. 若此后宫缩逐渐减弱，产程已 18 小时，胎膜已破，宫口开大 8cm。正确的处理应是

    A. 静注地西泮加速产程进展   B. 静脉滴注缩宫素

    C. 肌内注射缩宫素   D. 静脉注射麦角新碱

E. 立即行剖宫产术

（14～16 题共用题干）

25 岁，初产妇。妊娠 39 周，阵发性腹痛 20 小时，10～12 分钟宫缩 1 次，持续 30 秒，宫口开大 3cm。

14. 出现上述临床表现的原因是

    A. 子宫收缩对称性异常   B. 子宫收缩节律性异常

    C. 子宫收缩极性异常   D. 子宫收缩缩复作用异常

    E. 腹肌和膈肌收缩力异常

15. 此时的处理原则应是

    A. 肌内注射缩宫素   B. 静脉滴注麦角新碱   C. 肌内注射哌替啶

    D. 人工破膜   E. 立即行剖宫产术

16. 若进入第二产程后，胎头 +3，胎心 90 次/分，此时的处理应是

    A. 立即行剖宫产术   B. 等待自然分娩   C. 行产钳术助娩

    D. 静脉滴注缩宫素   E. 静注地西泮

（17～19 题共用题干）

女，24 岁。足月妊娠临产 10 小时，宫口扩张 2cm，自觉下腹部持续疼痛，孕妇烦躁不安，疼痛喊叫，宫缩频率高，子宫下段收缩最强。

17. 该患者初步诊断是

    A. 不协调性宫缩乏力   B. 协调性宫缩乏力   C. 骨盆狭窄

    D. 胎位不正   E. 正常分娩

18. 该患者最可能的病因是

    A. 羊水过多   B. 头盆不称   C. 多胎妊娠

    D. 巨大胎儿   E. 子宫畸形

19. 此时应首选的措施是

    A. 静滴缩宫素   B. 行剖宫产术   C. 肌内注射哌替啶

    D. 人工破膜   E. 无需任何处理

（20～22 题共用选项）

    A. 正常产程   B. 第二产程延长   C. 活跃期停滞

    D. 活跃期延长   E. 潜伏期延长

20. 初产妇，28 岁。妊娠 40 周，8 小时前开始规律宫缩，15 小时宫口开大 4cm，S = −3，18 小时宫口开大 9cm，胎头 +2。此时首先考虑的诊断是

21. 初产妇，24 岁。宫口开全 3 小时尚未分娩，此时的诊断是

22. 初产妇，26 岁。妊娠 38 周，凌晨 2 点出现规律宫缩，22 时 30 分宫口开大 2cm，此时的诊断是

第二节　产道异常

1. 下列与中骨盆狭窄无关的是
   A. 坐骨切迹宽度　　　B. 骶尾关节活动度　　　C. 坐骨棘间径
   D. 骨盆侧壁倾斜度　　E. 骶骨弯曲度

2. 胎头于临产后迟迟不入盆，骨盆测量径线最有价值的是
   A. 髂棘间径　　　　　B. 髂峰间径　　　　　　C. 骶耻外径
   D. 坐骨棘间径　　　　E. 对角径

3. 胎头跨耻征阳性的初产妇于临产后检查，不可能出现的是
   A. 子宫收缩力异常　　B. 病理缩复环　　　　　C. 胎头衔接
   D. 胎膜早破　　　　　E. 胎位异常

4. 初产妇，25 岁。妊娠 41 周，宫缩规律，枕左前位，胎心 144 次/分，宫口开大 3cm，胎头未衔接。最可能符合本产妇实际情况的骨盆测量数值是
   A. 对角径 10.5cm　　B. 坐骨结节间径 8cm　C. 坐骨棘间径 10cm
   D. 髂峰间径 27cm　　E. 骶耻外径 17cm

5. 初孕妇，25 岁。妊娠 40 周，规律性宫缩 8 小时，宫缩 40~50 秒/4~5 分，胎心率 140 次/分，枕左前位，胎头双顶径 10cm，先露 0，宫口开大 2cm，坐骨棘间径 9cm，对该患者正确的处理是
   A. 剖宫产　　　　　　B. 肌内注射哌替啶　　　C. 静脉滴注缩宫素
   D. 继续观察产程进展　E. 静注 5% 葡萄糖注射液

6. 初孕妇，25 岁，妊娠 38 周。骨盆外测量：骶耻外径 18.5cm，髂峰间径 27cm，坐骨结节间径 7.5cm。本例孕妇的骨盆应诊断为
   A. 单纯扁平骨盆　　　B. 佝偻病性扁平骨盆　　C. 均小骨盆
   D. 漏斗型骨盆　　　　E. 女型骨盆

7. 孕 1 产 0，孕 40 周，枕左前位，临产 16 小时入院。胎心好，宫口开全，S = −1。骨盆测量：对角径 12.5cm，坐骨棘间径 9cm，坐骨结节间径 7.5cm，出口后矢状径 6cm，胎儿估计 3000g，应选择
   A. 静滴缩宫素加强宫缩　　　　　　　　B. 胎吸术
   C. 产钳术　　　　　　　　　　　　　　D. 自然分娩
   E. 剖宫产

(8~10 题共用题干)

初产妇，妊娠 39 周，骨盆各径线为：对角径 13cm，坐骨棘间径 9.5cm，坐骨结节间径 8cm，耻骨弓角度 80°。

8. 本例的骨盆诊断是

A. 扁平骨盆   B. 中骨盆狭窄   C. 漏斗型骨盆

D. 均小骨盆   E. 畸形骨盆

9. 本例估计胎儿体重 3700g，其分娩方式应为

A. 等待自然分娩   B. 试产   C. 剖宫产

D. 产钳助产   E. 胎头吸引

10. 若出口后矢状径为 8.5cm，估计能从阴道分娩的条件是

A. 持续性枕后位   B. 估计胎儿体重 2800g   C. 胎儿窘迫

D. 完全臀先露   E. 以上都不是

（11～13 题共用题干）

初产妇，25 岁，妊娠 39 周。对角径 12.5cm，坐骨棘间径 9.5cm，坐骨结节间径 7cm，出口后矢状径 7cm，胎儿估计 3000g，胎头高浮，胎心 136 次/分。

11. 根据上述检查结果，本例最可能的诊断是

A. 中骨盆狭窄   B. 骨盆入口狭窄   C. 骨盆出口狭窄

D. 均小骨盆   E. 偏斜骨盆

12. 今晨 3 时，产妇出现规律宫缩，中午 12 时入院。肛查宫口开大 4cm，产妇向下屏气用力。本例最可能的胎位是

A. 胎头高直位   B. 持续性枕后位   C. 持续性枕横位

D. 枕前位   E. 前不均倾位

13. 入院后立即行人工破膜，羊水呈棕黄色，胎心 104 次/分。本例此时正确的处理措施是

A. 立即行剖宫产术   B. 宫口开全后产钳助产

C. 吸氧，细致观察产程   D. 持续胎心监护

E. 静滴缩宫素

第三节　胎位异常

1. 完全性臀先露的特点为

A. 胎儿一膝或双膝关节先露

B. 胎儿双髋关节及双膝关节均屈曲

C. 胎儿双髋关节及双膝关节均伸直

D. 胎儿双髋关节伸直，双膝关节屈曲

E. 胎儿双髋关节屈曲，双膝关节伸直

2. 选用外转胎位术纠正臀先露的最佳时期是

A. 妊娠 22～24 周   B. 妊娠 26～28 周   C. 妊娠 30～32 周

D. 妊娠 36～37 周   E. 妊娠 34～36 周

3. 臀先露孕妇于妊娠 26 周来院就诊，应采取的处理措施是

    A. 内转胎位术　　　　B. 暂不需要处理　　　　C. 左侧卧位术

    D. 外转胎位术　　　　E. 胸膝卧位

4. 围产儿预后相对较好的臀先露是

    A. 单足先露　　　　　B. 混合臀先露　　　　　C. 单臀先露

    D. 单膝先露　　　　　E. 双膝先露

5. 嵌顿性肩先露通常不易引起

    A. 病理缩复环　　　　B. 宫腔内感染　　　　　C. 脐带脱垂

    D. 胎盘早剥　　　　　E. 胎死宫内

6. 下列与病理缩复环关系最密切的是

    A. 嵌顿性肩先露　　　B. 重度子痫前期　　　　C. 中央性前置胎盘

    D. 重型胎盘早剥　　　E. 多胎妊娠

7. 女，30 岁，初产妇。妊娠 41 周，规律宫缩 10 小时，已破膜。产科检查：LOT，羊水黄绿色，胎心率 100 次/分，宫口 9cm，胎头 S = 0。该患者正确的处理措施是

    A. 尽快产钳助娩　　　　　　　　　　B. 尽快胎头吸引

    C. 催产素促进产程　　　　　　　　　D. 旋转胎头后自然娩出

    E. 尽快剖宫产

8. 初产妇，足月妊娠，宫口开全 2 小时 30 分钟尚未分娩。阴道检查：头先露，宫口开全，胎头位于坐骨棘水平下 3cm，枕左横位（LOT），胎膜已破，羊水清，胎心率 140 次/分，估计胎儿重 3200g。本例正确处理应是

    A. 行剖宫产术　　　　B. 缩宫素静脉滴注　　　C. 等待阴道自然分娩

    D. 行产钳助产术　　　E. 徒手将胎头枕部转向前方，然后阴道分娩

9. 26 岁初孕妇，妊娠 38 周，主诉肋下有块状物。腹部检查：子宫呈纵椭圆形，胎先露部较软且不规则，胎心在脐上偏左，本例应诊断为

    A. 枕先露　　　　　　B. 臀先露　　　　　　　C. 面先露

    D. 肩先露　　　　　　E. 复合先露

10. 初产妇，26 岁。妊娠 38 周，不完全臀先露，胎心良好，胎膜未破，估计胎儿体重 3800g。最恰当的处理方法是

    A. 等待自然分娩　　　B. 阴道镜检查　　　　　C. 缩宫素静脉滴注

    D. 人工破膜　　　　　E. 行剖宫产

11. 初产妇，30 岁。孕 37 周，规律宫缩 3 小时。产科检查：宫口开大 2cm，臀先露，S = -2。2 分钟前胎膜自然破裂，胎心监护显示胎心率 90 次/分，阴道内诊触及搏动条索状物。最恰当的处理措施是

    A. 采取头低臀高位，立即行剖宫产术

B. 吸氧，胎心恢复后立即行剖宫产术

C. 行外转胎位术后待自然分娩

D. 静脉滴注缩宫素，宫口开全行臀牵引

E. 行内转胎位术后待自然分娩

12. 女，30 岁，初产妇，身高 160cm。妊娠 39^{+2} 周，规律腹痛 2 小时。查体：足先露，胎膜未破，胎心 138 次/分，骨盆测量正常，宫口开大 1cm，估计胎儿体重 3950g。恰当的处理措施是

    A. 取胸膝卧位　　　　　B. 行外转胎位术　　　　　C. 尽快剖宫产

    D. 观察产程进展　　　　E. 人工破膜

13. 初产妇，27 岁。妊娠 40 周，规律宫缩 12 小时。产科检查：胎头高浮，宫口开大 3cm，胎头枕骨靠近骶岬，胎心 140 次/分。最恰当的处理措施是

    A. 静脉滴注地诺前列酮　　　　　　　　B. 静脉滴注缩宫素

    C. 等待宫口开全产钳助娩　　　　　　　D. 等待经阴道分娩

    E. 尽早进行剖宫产术

14. 27 岁初产妇。妊娠 38 周，规律宫缩 16 小时，已破膜，宫缩弱，宫口开大 4cm，S = −2，胎心 170 次/分，宫缩时觉肛门坠胀。本例正确处理应是

    A. 肌内注射地西泮　　　　　　　　　　B. 静脉滴注缩宫素

    C. 观察半小时再决定分娩方式　　　　　D. 立即行剖宫产术

    E. 嘱产妇向胎背的对侧方向侧卧

15. 初产妇，26 岁。宫口开全 1 小时 40 分，先露 +1，枕右后位，宫缩由强转弱 50 分钟，宫缩间歇由 2 分钟延长为 6 ~ 8 分钟。本例最可能的原因是

    A. 骨盆出口狭窄　　　　　　　　　　　B. 骨盆入口狭窄

    C. 产妇乏力、肠胀气　　　　　　　　　D. 原发性子宫收缩乏力

    E. 中骨盆狭窄

(16 ~ 18 题共用题干)

28 岁，初产妇。妊娠 39 周，规律宫缩 2 小时，枕右前位，胎心好，骨盆测量正常，B 超测胎头双顶径 9.3cm，羊水平段 3.8cm。

16. 对该患者最正确的处理应是

    A. 行剖宫产术　　　　　　　　　　　　B. 静脉滴注缩宫素

    C. 缓慢静注能量合剂　　　　　　　　　D. 肌内注射维生素 K$_1$

    E. 严密观察产程进展

17. 若产妇宫缩正常，胎头降至 +3，宫口开大 4cm。此时最正确的处理应是

    A. 人工破膜　　　　　　　　　　　　　B. 静脉滴注缩宫素

    C. 让产妇于宫缩时加腹压　　　　　　　D. 行温肥皂水灌肠

    E. 行剖宫产术

18. 若宫口开全，宫缩减弱，肛查发现盆腔后部空虚，S ＝ +4，阴道检查胎头前囟在骨盆左前方，此时的处理方法应是
    A. 行剖宫产术
    B. 会阴侧切，转正胎头，产钳助娩
    C. 吸氧同时静注地西泮（安定）
    D. 静脉滴注缩宫素加速产程进展，经阴道自娩
    E. 静注葡萄糖液内加维生素，同时肌内注射哌替啶（杜冷丁）

第十三章　分娩并发症

第一节　产后出血

1. 产后出血是指

    A. 胎儿娩出后 2 小时出血超过 500ml

    B. 胎盘娩出后出血超过 500ml

    C. 胎儿娩出后 12 小时内出血超过 1000ml

    D. 剖宫产 1 小时内出血超过 1000ml

    E. 胎儿娩出后 24 小时内出血超过 500ml

2. 我国产妇死亡的首位原因是

    A. 妊娠期高血压疾病　　B. 产后出血　　　　　C. 产褥感染

    D. 妊娠合并心脏病　　　E. 羊水栓塞

3. 产后出血最常见的原因是

    A. 胎盘植入　　　　　　B. 血小板减少　　　　C. 子宫收缩乏力

    D. 胎盘嵌顿　　　　　　E. 胎盘粘连

4. 产后出血的主要原因不包括

    A. 凝血功能障碍　　　　B. 胎盘因素　　　　　C. 软产道损伤

    D. 子宫收缩乏力　　　　E. 胎膜早破，宫内感染

5. 初产妇，胎儿娩出 5 分钟后，阴道流血达 300ml，暗红色，有凝血块，首先考虑

    A. 宫颈裂伤　　　　　　B. 凝血功能障碍　　　C. 子宫收缩乏力

    D. 胎盘部分剥离　　　　E. 子宫胎盘卒中

(6~9 题共用题干)

女，30 岁。妊娠 40 周，临产 12 小时后在产钳助娩下分娩一 4100g 女婴，胎儿娩出后 15 分钟胎盘人工剥离取出，检查胎盘无异常，继之发生阴道大量流血。

6. 该产妇最可能的诊断是

    A. 产钳引起的软产道裂伤　　　　　　　　B. 胎盘残留

    C. 宫缩乏力性产后出血　　　　　　　　　D. 子宫内翻

    E. 凝血功能障碍导致的产后出血

7. 下面的处理不恰当的是

    A. 迅速补液　　　　　　B. 按摩子宫　　　　　C. 配血

D. 刮宫术　　　　　　E. 子宫注射或静脉滴注缩宫药物

8. 能说明处理有效的指标不包括

A. 出血减少　　　　　B. 子宫变硬　　　　　C. 血压上升

D. 心率增快　　　　　E. 尿量增加

9. 该患者分娩过程中，在胎肩娩出后为防止产后出血应预防性使用

A. 缩宫素　　　　　　B. 输血浆　　　　　　C. 输血

D. 止血药物　　　　　E. 抗生素

（10～11题共用题干）

初产妇，胎头吸引器加会阴侧切助产分娩足月活婴，胎盘胎膜娩出完整。产后 4 小时阴道流血约 500ml。查体：血压 90/60mmHg，脉搏 100 次/分，宫底脐上 3 横指，轮廓欠清，阴道口少量活动性流血，可凝固。

10. 导致出血最可能的原因是

A. 子宫收缩乏力　　　B. 软产道损伤　　　　C. 胎盘残留

D. 凝血功能障碍　　　E. 尿潴留

11. 要加强宫缩，首选处理措施是

A. 按摩子宫　　　　　B. 导尿　　　　　　　C. 注射止血剂

D. 检查软产道　　　　E. 刮宫

（12～13题共用题干）

38 岁，初产妇。在家中经阴道自然分娩，当胎儿及胎盘娩出后，出现时多时少的阴道持续流血已 1 小时，急诊送来。

12. 为明确诊断，需追问对本病有价值的病史是

A. 贫血　　　　　　　B. 滞产　　　　　　　C. 高龄初产妇

D. 臀先露经阴道分娩　E. 新生儿体重 3200g

13. 仔细检查见产妇流出的血液有凝血块。此时首选处置应是

A. 输液输血，补充血容量　　　　　　　　B. 迅速补给纤维蛋白原

C. 静脉滴注缩宫素　　　　　　　　　　　D. 静脉推注麦角新碱

E. 消毒纱条填塞宫腔

（14～16题共用题干）

初产妇，32 岁。宫口开全后 2 小时行会阴侧切低位产钳术助产。娩出一体重 4000g 男婴。15 分钟后胎盘娩出，遂缝合侧切口。

14. 对该产妇正确的处理是

A. 留置产房观察 1 小时

B. 留置产房由家属陪护 24 小时

C. 留置产房观察 2 小时

D. 留置产房观察 4 小时

E. 立刻送回病房由家属监护

15. 该产妇胎盘娩出 30 分钟后，阴道出现多量流血。1 小时后产妇出现心慌、气短、口渴。查体：P 110 次/分，BP 90/50mmHg，面色苍白，子宫软，轮廓不清，阴道有多量血凝块。导致该产妇产后出血最可能的原因是

    A. 阴道裂伤   B. 胎盘残留   C. 宫缩乏力

    D. 凝血障碍   E. 子宫破裂

16. 此时应立即采取的措施是

    A. 注射缩宫药物   B. 缝合撕裂阴道   C. 手取残留胎盘

    D. 缝合破裂子宫   E. 静注止血药物

第二节　羊水栓塞

1. 羊水栓塞发生的原因是

    A. 胎粪污染羊水中的有形成分进入母体血液循环

    B. 胎儿血液有形成分进入母体血液循环

    C. 子宫破裂可诱发羊水栓塞

    D. 初产妇易发生

    E. 临产前使用镇静剂

2. 羊水栓塞时，羊水进入母体的途径是

    A. 子宫静脉   B. 子宫黏膜静脉   C. 阴道静脉

    D. 卵巢静脉   E. 下肢深静脉

3. 孕产妇首先发生右心衰竭的疾病是

    A. 妊娠合并二尖瓣狭窄   B. 子痫

    C. 羊水栓塞   D. 重型胎盘早剥

    E. 产褥感染

4. 初产妇，28 岁。孕足月临产后静脉滴注缩宫素，自然破膜 1 分钟后出现烦躁不安、呛咳、呼吸困难、发绀，数分钟后死亡。该患者最可能的诊断是

    A. 子宫破裂   B. 重度胎盘早剥   C. 重度子痫前期

    D. 子痫   E. 羊水栓塞

5. 初产妇，25 岁，妊娠 40 周。入院前 1 日出现不规律子宫收缩，入院 24 小时后静脉滴注缩宫素引产，第一产程 5 小时，第二产程 10 分钟，胎儿娩出后 2 分钟产妇突然出现寒战、咳嗽、发绀，血压 60/40mmHg，随后阴道流血不止，立即配血进行抢救。最可能的诊断是

    A. 缩宫素过敏   B. 羊水栓塞   C. 急性肺栓塞

    D. 心源性休克   E. 子宫收缩乏力性出血

6. 初产妇，29 岁。妊娠 40 周，自然临产，宫缩强。胎膜破裂后产妇突然出现呛咳、烦躁不安，继而出现呼吸困难、昏迷。该患者最可能的诊断是

    A. 羊水栓塞　　　　　　　B. 胎盘早剥　　　　　　C. 子痫

    D. 子痫前期　　　　　　　E. 子宫破裂

7. 26 岁初产妇，孕 40 周，临产后宫缩强，宫口开大 6cm 后自然破裂，破膜后不久突然出现呛咳、呼吸困难、发绀、血压进行性下降。首选的措施是

    A. 气管插管，正压给氧　　　　　　　　B. 静脉注射地塞米松 40mg

    C. 静脉注射氨茶碱 90mg　　　　　　　D. 静脉滴注肝素 50mg

    E. 立即剖宫产

8. 羊水栓塞的确诊依据是

    A. 突发呼吸困难　　　　　　　　　　　B. 查到胎儿有核红细胞

    C. 休克及昏迷　　　　　　　　　　　　D. 出血不止

    E. 腔静脉中查到胎脂、胎粪

9. 抢救羊水栓塞的首要措施是

    A. 纠正 DIC 及继发性纤溶　　　　　　B. 纠正呼吸循环衰竭

    C. 纠正肾衰竭　　　　　　　　　　　　D. 立即终止妊娠

    E. 切除子宫

10. 羊水栓塞的正确处理应为

    A. 慎用肾上腺皮质激素

    B. 休克早期禁用右旋糖酐

    C. 出血不止时立即应用肝素

    D. 解除肺动脉高压，纠正缺氧

    E. 立即终止妊娠，可提高治愈率

11. 羊水栓塞出现 DIC 早期，最先选择下述哪种措施

    A. 肝素　　　　　　　　B. 止血药　　　　　　　C. 输新鲜血

    D. 纤维蛋白原　　　　　E. 阿托品

(12 ~ 15 题共用题干)

35 岁，G_6P_2。因"停经 41 周，胎膜早破 2 日，阵发性腹痛 6 小时"入院。宫口开大 2cm，因宫缩乏力静滴缩宫素，宫口迅速开大，1 小时 30 分钟后胎儿经阴道娩出，诊断为羊水栓塞。

12. 该孕妇可能出现的症状、体征有

    A. 忽然感觉胸闷，呼吸困难，口唇发绀，血压下降

    B. 腹部剧痛，牙关紧咬，四肢抽搐

    C. 下肢水肿，血压升高，出现血尿

    D. 面色苍白，血压下降，心率增快，周身潮湿

E. 胸闷气短，呼吸困难，口唇发绀，半卧位

13. 采取"立即面罩吸氧，地塞米松静脉推注，罂粟碱静脉推注"后，病情应

    A. 治疗方案对症，症状逐渐缓解

    B. 治疗方案错误，症状越来越重

    C. 治疗方案对症，立即坐起

    D. 治疗方案错误，立即死亡

    E. 治疗方案对症，症状消失

14. 胎儿娩出 10 分钟后，胎盘胎膜娩出，20 分钟后，产妇阴道开始多量流血，3 分钟内出血达 500ml，血不凝，血压迅速下降。此时应首先考虑

    A. 会阴Ⅲ度裂伤伴活动性出血   B. 子宫破裂

    C. 子宫收缩乏力   D. 发生 DIC

    E. 胎盘粘连

15. 经用缩宫素、氨甲苯酸、地塞米松、输新鲜血、葡萄糖酐 40 和冻干健康人血浆及注射肝素和多巴胺等治疗，产妇仍处于昏睡状态，阴道流血不止，血不凝，血压下降至 30/0mmHg，心率 150 次/分，为挽救产妇生命，应采取

    A. 结扎髂总动脉

    B. 继续应用缩宫素和输新鲜血

    C. 子宫纱布填塞

    D. 输新鲜血同时切除子宫

    E. 按摩子宫

第三节　子宫破裂

1. 产程中，产妇子宫出现病理缩复环提示

    A. 子宫发育畸形   B. 子宫不协调性收缩   C. 先兆子宫破裂

    D. 子宫破裂   E. 软产道损伤

2. 经产妇，临产 16 小时，破膜 18 小时。宫缩强，下腹压痛，枕左前位，先露高，胎心 150 次/分，宫口开大 2cm，胎头双顶径 9.6cm，导尿见肉眼血尿。最可能的诊断是

    A. 子宫破裂   B. 先兆子宫破裂   C. 胎盘早剥

    D. 忽略性肩先露   E. 脐带脱垂

3. 关于完全性子宫破裂的临床表现，下列说法正确的是

    A. 病理缩复环不再升高   B. 产妇突感子宫收缩停止

    C. 产妇疼痛难忍   D. 胎体触不清

    E. 阴道多量鲜血流出

4. 初孕妇，30 岁，妊娠 40 周，规律宫缩 4 小时入院，因产程不佳，给予缩宫素静脉滴注，加强宫缩 2 小时后下腹疼痛难忍，孕妇烦躁不安，呼吸急促，心率 110 次/分，胎心率 100 次/分，子宫下段有明显压痛，导尿见血尿，本例最可能的诊断是

    A. 先兆子宫破裂　　　　B. 子宫破裂　　　　　　C. 强直性宫缩

    D. 羊水栓塞　　　　　　E. 胎盘早期剥离

5. 初孕妇，24 岁，妊娠 38 周。腹痛 2 天，加剧 1 小时。查体：BP 130/90mmHg，心率 106 次/分，下腹拒按，阴道口可见胎儿上肢、胎心音消失，导尿呈淡红色。首选的处理措施是

    A. 行胎头吸引术　　　　B. 内倒转后臀牵引　　　C. 行毁胎术

    D. 行产钳助产术　　　　E. 立即剖宫产

6. 重型胎盘早剥与先兆子宫破裂共有的临床表现是

    A. 合并妊娠期高血压疾病　　　　　　　B. 剧烈腹痛

    C. 跨耻征阳性　　　　　　　　　　　　D. 子宫呈板状硬

    E. 出现病理缩复环

7. 下列与子宫破裂关系最密切的是

    A. 多胎妊娠　　　　　　B. 子痫前期重度　　　　C. 前置胎盘

    D. 胎盘早剥　　　　　　E. 瘢痕子宫

8. 下列哪项和先兆子宫破裂不符

    A. 导尿时有血尿　　　　B. 出现病理性缩复环　　C. 子宫下段压痛明

    D. 胎心快慢不一　　　　E. 缩宫素的使用与子宫破裂无关

9. 初产妇，28 岁，妊娠 40 周，规律宫缩 12 小时，近 2 小时产程无进展，产妇呼喊疼痛，腹部拒按，子宫痉挛性收缩，胎位触诊不清，胎心听不清。肛查宫口开大 3cm，S = +1。正确的处理是

    A. 阴道检查后再决定分娩方式　　　　　B. 静滴缩宫素

    C. 肌内注射哌替啶 100mg　　　　　　　D. 人工破膜后静滴缩宫素

    E. 立即产钳助产

10. 26 岁孕妇，妊娠 40 周，因胎膜早破入院。不久出现规律宫缩，因宫缩乏力静滴缩宫素，随后宫缩增强，经 2 小时发现胎心不规律，随后产妇自述下腹剧痛伴少量阴道流血。腹部检查：腹壁紧张，超声多普勒未听见胎心，宫口开大 4cm，胎头高浮，阴道内手指向上推动时流出多量血性液体。本例可能的诊断是

    A. 胎盘边缘静脉窦破裂　　　　　　　　B. 宫颈裂伤

    C. 胎盘早剥　　　　　　　　　　　　　D. 前置胎盘

    E. 子宫破裂

（11～12 题共用题干）

初产妇，妊娠 37 周。8 小时前突然出现阴道流液，如尿样，6 小时前开始出现规律宫缩，因胎手脱出于阴道口 1 小时就诊。查体：产妇烦躁不安，腹痛拒按，脉搏 110 次/分，呼吸 28 次/分，胎心 160 次/分，导尿时见血尿。

11. 该患者诊断首先考虑为

    A. 胎膜早破　　　　B. 子宫破裂　　　　C. 先兆子宫破裂

    D. 前置胎盘　　　　E. 胎盘早剥

12. 该患者最适宜的处理是

    A. 口服地西泮　　　　B. 消毒后还纳肢体　　　　C. 全麻下行内倒转术

    D. 立即行剖宫产　　　　E. 等待宫口开全后行牵引术

（13～16 题共用题干）

24 岁初产妇，妊娠 39 周，规律宫缩 9 小时入院。查：髂棘间径 24cm，骶耻外径 19cm，坐骨棘间径 10cm，坐骨结节间径 7.5cm。枕左前位，胎心 140 次/分。肛查宫口开大 4cm，S＝0。2 小时后产妇呼叫腹痛难忍，检查宫缩 1 分钟 1 次，持续 40 秒，宫缩时胎心 106 次/分，子宫下段压痛明显。阴道检查宫口开大 5cm，先露为胎头。

13. 此时产程受阻的原因主要是

    A. 骨盆入口狭窄　　　　B. 骨盆出口狭窄　　　　C. 中骨盆狭窄

    D. 扁平骨盆　　　　E. 漏斗骨盆

14. 此时，最可能的诊断是

    A. 胎儿窘迫　　　　　　　　　　B. 不协调性子宫收缩过强

    C. 不协调性子宫收缩乏力　　　　D. 先兆子宫破裂

    E. 重型胎盘早剥

15. 应采取的措施是

    A. 即刻做宫缩应激试验，若异常行剖宫术

    B. 停止静滴缩宫素，继续观察产程

    C. 立即肌内注射哌替啶或地西泮

    D. 等待宫口开全行产钳术

    E. 立即行剖宫产术

16. 经上述处理后，还应行

    A. 立即行剖宫术　　　　　　　　B. 等待自然分娩

    C. 行产钳术助娩　　　　　　　　D. 静脉滴注缩宫素加强宫缩

    E. 静注地西泮（安定）加速产程进展

（17～21 题共用题干）

34 岁初产妇，身高 145cm，孕 2 产 1。妊娠 40 周，16 小时前腹部开始阵痛，8 小时前请助产士在家接产，2 小时前宫口开全，胎头高浮，无胎儿娩出征象。缩宫素 10U

加于 5% 葡萄糖液 250ml 内静脉滴注。不久，孕妇腹部剧痛难忍，呼叫不止。

17. 此时检查产妇腹部，最可能出现的是

    A. 下腹部出现凹陷，压痛明显　　　　　B. 腹部平直，触之僵硬

    C. 右下腹部压痛、反跳痛　　　　　　　D. 腹部柔软，可扪及胎头

    E. 出现阴道流血不止

18. 助产士见胎儿仍未娩出，孕妇腹痛难忍，用力按压产妇腹部，20 分钟后产妇突然感腹部剧烈阵痛，继之腹痛略缓解，随后腹痛加剧呈持续性，四肢无力，全身出冷汗，腹部有压痛、反跳痛。此时应诊断为

    A. 慢性阑尾炎急性发作　　　　　　　　B. 处理不当引起肠穿孔

    C. 胎盘早剥　　　　　　　　　　　　　D. 子宫破裂

    E. 羊水栓塞

19. 产妇体温 37℃，血压 60/20mmHg，脉搏 126 次/分，呼吸 22 次/分，一般状况差，面色苍白，表情淡漠，还可能出现

    A. 腹部膨隆，全腹明显压痛，腹壁下可触及胎儿肢体，腹部有震水音

    B. 腹肌紧张，麦氏点明显压痛、反跳痛，无其他体征

    C. 腹部膨隆，全腹明显压痛、反跳痛及肌紧张，腹穿可见脓性腹水

    D. 经腹可摸到缩小的子宫，胎儿位于子宫一侧

    E. 胎儿呈枕横位，胎心率正常

20. 此时进行 B 型超声检查，可以见到

    A. 死胎，子宫破裂可能，腹腔大量积液

    B. 腹腔大量积液，急腹症可能

    C. 腹腔大量积液，胎心存在，胎儿位于子宫左侧

    D. 腹腔大量积液，胎心存在，胎儿悬浮于腹腔积液中

    E. 腹腔大量积液，胎心存在，胎儿位于子宫右侧

21. 根据上述病史与临床表现，正确的处理应为

    A. 继续观察病情，等待时机接生

    B. 急诊行剖腹探查

    C. 立刻送产妇上产床，经阴道分娩

    D. 立刻将先露部送回子宫，行剖宫产

    E. 胎儿已死，视产程自然进展情况，再决定分娩方式

第十四章 产褥期与产褥期疾病

第一节 正常产褥

1. 下列关于正常产褥期母体生殖器官恢复的描述，正确的是
   - A. 宫体恢复至非孕大小需时 4 周
   - B. 宫颈外形于产后 3 天恢复至未孕状态
   - C. 于产后 2 周宫颈完全恢复至正常状态
   - D. 于产后 10 天，腹部检查扪不到宫底
   - E. 于产后 4 周，宫腔表面除胎盘附着处均由新生内膜修复

2. 符合产褥期正常临床表现的是
   - A. 血性恶露持续 1 个月
   - B. 产后呼吸浅快、脉搏缓慢
   - C. 产后 5~7 天出现宫缩痛
   - D. 宫底在产后第 1 天略上升至脐平
   - E. 产后 24 小时有低于 39℃ 的泌乳热

3. 胎盘附着部位的子宫内膜完全修复需到产后
   - A. 3 周
   - B. 4 周
   - C. 5 周
   - D. 6 周
   - E. 8 周

4. 关于恶露的特点，下列说法正确的是
   - A. 白色恶露含少量胎膜
   - B. 浆液恶露持续 3 天
   - C. 正常恶露持续 4~6 周
   - D. 血性恶露持续 7 天
   - E. 血性恶露含有蜕膜及细菌

5. 初产妇，25 岁。足月顺产后第 3 天，母乳喂养，乳房胀痛，无红、肿，乳汁排出不畅，体温 37.6℃。恰当的处理方法是
   - A. 生麦芽煎服
   - B. 少喝水
   - C. 让新生儿吸吮双乳
   - D. 抗生素治疗
   - E. 用芒硝外敷

6. 关于产褥期血液系统的变化，下列说法正确的是
   - A. 产褥早期血液转为低凝状态
   - B. 红细胞沉降率于产后 1~2 周降至正常
   - C. 红细胞计数及血红蛋白值逐渐增高

162

D. 白细胞总数于产褥早期较低

E. 血小板减少

7. 初产妇，25 岁。会阴侧切分娩体重 3400g 健康男婴。其正常产褥期的临床表现是产后

  A. 24 小时体温 38.2℃   B. 第 1 天宫底达脐下 3 指

  C. 1 周血容量恢复至未孕状态   D. 2 周恶露开始转为浆液性

  E. 4 周宫颈恢复至非孕时状态

8. 下列措施有促进乳汁分泌作用的是

  A. 大剂量雌激素制剂   B. 前列腺素   C. 吸吮动作

  D. 口服溴隐亭   E. 孕激素制剂

9. 产后会阴水肿的处理正确的是

  A. 75% 乙醇湿敷   B. 碘酒湿敷   C. 聚维酮碘湿敷

  D. 苯扎溴铵湿敷   E. 50% 硫酸镁液湿热敷

10. 关于产褥期子宫的表现，下列说法正确的是

  A. 产后第 1 天宫底降到脐下一指

  B. 宫底平均每日下降 3~4cm

  C. 产后宫缩痛于产后 1~2 天出现，常需用止痛药

  D. 产后 3 周子宫降入盆腔

  E. 哺乳可使产后宫缩痛加重

11. 母乳喂养时，防止乳头皲裂的最重要措施是

  A. 保持新生儿正确吸吮母乳的姿势   B. 哺乳前清洗乳头

  C. 哺乳后清洗乳头   D. 哺乳后涂鱼肝油防止皲裂

  E. 让新生儿多吸吮

12. 产后影响子宫复旧不良的因素是

  A. 初产妇   B. 授乳   C. 胎盘功能不良

  D. 子宫炎症   E. 长期卧床

13. 产后 2 小时重点观察的是

  A. 血压、脉搏、呼吸、子宫收缩情况、阴道流血

  B. 体温、血压、脉搏、呼吸、子宫收缩情况

  C. 有无泌乳、呼吸、子宫收缩情况、脉搏、血压

  D. 阴道壁血肿、阴道流血量、血压、脉搏、呼吸

  E. 膀胱是否充盈、呼吸、子宫收缩情况、血压、脉搏、阴道流血量

14. 最恰当的退奶措施是

  A. 溴隐亭口服   B. 大剂量雌激素口服

  C. 雌激素肌内注射   D. 大剂量孕激素口服

E. 停止哺乳，生麦芽煎水当茶饮

15. 某初产妇经阴道分娩会阴侧切，产后 6 小时，排尿困难，应采取

    A. 温水坐浴　　　　　B. 留置导尿管　　　　C. 肌内注射利尿剂

    D. 肌内注射新斯的明，必要时留置导尿管　　　E. 静脉滴注抗生素

（16~18 题共用题干）

经产妇，产后第 1 天，自诉下腹痛，查有低热，出汗，咽无充血，无恶心、呕吐、腹泻，脐下两指处触及一硬块上界，白细胞 11.0×10^9/L，中性粒细胞 0.75%。

16. 本例最可能的诊断是

    A. 产后子宫内膜炎　　B. 子宫肌炎　　　　　C. 子宫肌瘤红色变性

    D. 产后宫缩痛　　　　E. 卵巢囊肿蒂扭转

17. 本例产后 3 天，乳房胀痛，无红、肿，乳汁少，伴低热，首选措施应是

    A. 芒硝敷乳房　　　　B. 生麦芽煎汤喝　　　C. 用吸奶器吸乳汁

    D. 让新生儿多吸吮双乳　　E. 少喝汤水

18. 产后第 4 天，双乳房涨，乳汁排流不畅，最常见的原因是

    A. 进食少　　　　　　B. 卧床不活动　　　　C. 未及时按乳、热敷乳房

    D. 未给新生儿早吸吮、多吸吮　　　E. 乳头凹陷

第二节　母乳喂养

1. 母乳喂养的间隔时间为

    A. 2 小时　　　　　　B. 半小时　　　　　　C. 3 小时

    D. 按需哺乳　　　　　E. 4 小时

2. 哺乳时间为

    A. 4 个月　　　　　　B. 半年　　　　　　　C. 10 个月

    D. 1 年　　　　　　　E. 2 年

3. 关于母乳喂养，下列说法不正确的是

    A. 指导母亲如何喂奶

    B. 哺乳期可吸橡皮奶头当安慰物

    C. 与其婴儿分开时应保持泌乳

    D. 禁止给婴儿喝饮料

    E. 促进母乳喂养，支持组织的建立

4. 下列不是母乳喂养优点的是

    A. 具有免疫功能　　　B. 利于母亲健康恢复　　C. 促使母子感情亲密

    D. 营养丰富全面　　　E. 没有乳制品卫生

第三节 产褥感染

1. 女，25 岁。产后 10 天，下腹痛伴发热 3 天。查体：T 39℃，P 98 次/分，R 26 次/分。脓血性恶露，有恶臭。血常规：WBC 13×10^9/L，中性粒细胞 88%。最可能的诊断是

   A. 晚期产后出血   B. 产褥中暑   C. 急性膀胱炎

   D. 正常产褥   E. 产褥感染

2. 产褥病率是指每日用口表测 4 次体温，每次间隔 4 小时，其中有两次体温在 38℃ 以上，时间范围是在

   A. 产后 24 小时   B. 产后 24 小时以后的 1 周内

   C. 产后 24 小时以后的 10 日内   D. 产褥期内

   E. 产后 24 小时以后的半个月内

3. 28 岁，产妇。产后 8 天，发热、腹痛 5 天入院。体温 39.2℃，血压 96/60mmHg，急性痛苦病容，下腹压痛。妇科检查：子宫如妊娠 4 个月大，触痛明显，子宫右侧触及压痛性实性肿块。本例应诊断为

   A. 急性子宫内膜炎   B. 急性子宫肌炎   C. 急性盆腔结缔组织炎

   D. 急性盆腔腹膜炎   E. 弥漫性腹膜炎

4. 产褥感染中最常见的病原菌是

   A. 溶血性链球菌   B. 厌氧链球菌   C. 大肠埃希菌

   D. 葡萄球菌   E. 支原体

5. 产褥感染最常见的病理变化是

   A. 急性子宫内膜炎、子宫肌炎   B. 血栓静脉炎

   C. 急性输卵管炎   D. 急性盆腔腹膜炎

   E. 弥漫性腹膜炎

6. 27 岁初产妇，半月前经阴道自然分娩，产后出血量约 700ml，未输血，至今恶露量多，有臭味。查宫底在耻骨联合上 2 横指，有压痛。妇科检查：子宫左侧触及 6cm×7cm×5cm 有压痛的肿块。下列处理方法不正确的是

   A. 取宫腔分泌物做细菌培养   B. B 型超声检查

   C. 静脉滴注广谱抗生素   D. 急查白细胞总数及分类

   E. 行剖腹探查

（7～9 题共用题干）

  27 岁初产妇，10 天前经阴道分娩，产后出血约 650ml，未输血。现低热，恶露多有臭味，查子宫约妊娠 3 个月大，有明显压痛，双合诊触及子宫左侧 6cm×7cm×8cm 有明显压痛、质软包块，界限不清。

7. 本例最可能的诊断应是

    A. 急性子宫内膜炎   B. 急性子宫肌炎   C. 急性盆腔结缔组织炎

    D. 急性盆腔腹膜炎   E. 弥漫性腹膜炎

8. 本例最主要的病原菌应是

    A. 金黄色葡萄球菌   B. 类杆菌属   C. β 溶血性链球菌

    D. 沙眼衣原体   E. 厌氧革兰阳性球菌

9. 下列处理不恰当的是

    A. B 型超声检查盆腔

    B. 取宫腔分泌物行细菌培养

    C. 静滴广谱抗生素

    D. 肌内注射缩宫素增强宫缩

    E. 立即刮宫清除残留胎盘

第四节 晚期产后出血

1. 有关晚期产后出血的时间规定，下列说法正确的是

    A. 胎儿娩出后至产褥期内

    B. 分娩 24 小时内

    C. 分娩 24 小时后

    D. 分娩 24 小时后至产褥 10 天内

    E. 分娩 24 小时后至产褥期内

2. 初产妇，28 岁。10 天前在家中经阴道分娩，产后血性恶露持续时间长，无异味。突然出血增多 1 天，无寒战、高热。查体：子宫如妊娠 3 个月大，质软，压痛不明显，宫口松，能容 2 指。其阴道流血最可能的原因是

    A. 子宫颈裂伤   B. 蜕膜残留   C. 子宫脱垂

    D. 子宫内膜炎   E. 胎盘、胎膜残留

(3~5 题共用题干)

产褥妇，26 岁。剖宫产术后 16 天，突然阴道大量流血 3 小时来院，入院时 BP 84/60mmHg，心率 122 次/分，Hb 84g/L。

3. 该患者应立即采取的处理措施不包括

    A. 行 B 超检查

    B. 建立静脉通道，补液、输血

    C. 行清宫术止血

    D. 静滴缩宫素

    E. 静滴广谱抗生素预防感染

4. 该患者最可能的出血原因是

    A. 胎盘附着面复旧不全　　　　　　　　B. 胎盘胎膜残留

    C. 胎盘附着面血栓脱落　　　　　　　　D. 继发性子宫收缩乏力

    E. 子宫切口裂开出血

5. 该患者最有效的处理措施是

    A. 宫腔镜检查并止血

    B. 剖腹探查，清创缝合

    C. 剖腹探查，行子宫次全切除术

    D. 剖腹探查，行子宫全切除术

    E. 清宫术

第十五章 妇科病史及体格检查

1. 有关妇科检查准备和注意事项，下述哪项不妥

    A. 检查时应认真、仔细

    B. 防止交叉感染

    C. 男医生进行妇科检查，必须有女医务人员在场

    D. 检查前应导尿

    E. 未婚妇女可行肛腹诊

2. 下列不宜行经阴道检查的情况为

    A. 月经期　　　　　B. 异常子宫出血　　　　C. 妊娠期

    D. 阴道炎患者　　　E. 宫颈癌患者

第十六章　外阴及阴道炎症

第一节　阴道微生态

1. 阴道自净作用主要得益于
   - A. 巨噬细胞吞噬病原体
   - B. 乳酸杆菌将单糖转化为乳酸，抑制其他病原菌生长
   - C. 淋巴细胞的免疫预防功能
   - D. 阴道局部补体、细胞因子等体液免疫防御功能
   - E. 棒状杆菌产生抗微生物因子可抑制或杀灭其他细菌

2. 下列关于女性生殖道防御机制的描述，正确的是
   - A. 阴道黏膜为柱状上皮，抗感染能力强
   - B. 正常阴道菌群以乳杆菌和大肠埃希菌为主
   - C. 两侧大阴唇自然合拢，防止外界污染
   - D. 妇女正常月经可增加宫腔感染机会
   - E. 阴道正常为碱性环境，可抑制病原体生长

3. 维持正常阴道生态平衡的激素主要是
   - A. GnRH
   - B. FSH
   - C. LH
   - D. 雌激素
   - E. 孕激素

4. 以下不是阴道正常微生物群的微生物是
   - A. 乳杆菌
   - B. 大肠埃希菌
   - C. 葡萄球菌
   - D. 衣原体
   - E. 支原体

第二节　滴虫阴道炎

1. 滴虫阴道炎最常见的传播途径是
   - A. 间接接触感染
   - B. 性直接接触感染
   - C. 经淋巴循环感染
   - D. 经血循环感染
   - E. 内源性感染

2. 滴虫阴道炎典型的白带性状是
   - A. 泔水状恶臭白带
   - B. 白色稠厚凝乳状白带

    C. 稀薄脓性泡沫状白带   D. 白色均质腥臭白带

    E. 大量血性白带

3. 女，35 岁。白带增多伴外阴瘙痒 1 月余。妇科检查：宫颈散在红色斑点，后穹隆有多量稀薄脓性泡沫状分泌物。其最可能感染的病原菌是

    A. 厌氧菌   B. 白色念珠菌   C. 淋菌

    D. 加德纳菌   E. 阴道毛滴虫

4. 哺乳期妇女患滴虫性阴道炎，适宜的治疗方法是

    A. 甲硝唑口服   B. 甲硝唑栓置入阴道

    C. 甲硝唑口服或置入阴道   D.1% 龙胆紫涂阴道黏膜

    E. 乙烯雌酚置入阴道

5. 有关滴虫阴道炎的治疗，下列描述错误的是

    A. 不能耐受口服用药的可选择局部用药   B. 性伴侣治疗

    C. 随访至症状消失   D. 全身用药

    E. 无需禁止性生活

6. 下列关于滴虫性阴道炎的叙述，不正确的是

    A. 传播方式有直接传播和间接传播

    B. 主要症状是阴道分泌物增多及外阴瘙痒

    C. 潜伏期为 4 ~ 28 天

    D. 主要治疗药物为红霉素

    E. 阴道分泌物常为稀薄液体或黄绿色脓性分泌物

7. 滴虫性阴道炎的治愈标准是

    A. 局部用药 3 个疗程

    B. 连续 3 次月经后检查滴虫阴性

    C. 连续 3 次月经前检查滴虫阴性

    D. 临床症状消失

    E. 治疗后悬滴法检查滴虫阴性

(8 ~ 9 题共用题干)

36 岁，外阴瘙痒 4 天，阴道分泌物增多，妇科检查：阴道黏膜散在出血点，灰白稀薄泡沫状阴道分泌物。

    8. 此患者在抑制阴道分泌物检查的时候不正确的是

    A. 取分泌物前避免擦洗阴道

    B. 不用润滑剂

    C. 注意保温

    D. 取分泌物立即进行显微镜检查

    E. 可行氢氧化钾湿片法检查滴虫

9. 若显微镜检查发现滴虫，应选用下列哪种药物治疗
    A. 甲硝唑　　　　　　B. 青霉素　　　　　　C. 红霉素
    D. 庆大霉素　　　　　E. 头孢类药物

第三节　外阴阴道假丝酵母菌病

1. 外阴阴道假丝酵母菌病的主要传染途径是
    A. 间接传染　　　　　B. 内源性传染　　　　C. 血液传染
    D. 垂直传染　　　　　E. 性生活传染

2. 白色稠厚呈凝乳块状白带主要见于
    A. 滴虫性阴道炎　　　B. 细菌性阴道炎　　　C. 淋菌性阴道炎
    D. 老年性阴道炎　　　E. 假丝酵母菌性阴道炎

3. 糖尿病合并外阴阴道炎症，最常见的是
    A. 外阴阴道假丝酵母菌病　　　　　　B. 滴虫阴道炎
    C. 非特异性外阴炎　　　　　　　　　D. 细菌性阴道炎
    E. 前庭大腺囊肿

4. 外阴阴道假丝酵母菌病的诱发因素不包括
    A. 妊娠　　　　　　　B. 使用免疫抑制剂　　C. 糖尿病
    D. 使用避孕套避孕　　E. 长期用抗生素

5. 下列有关单纯性外阴阴道假丝酵母菌病的治疗的描述，正确的是
    A. 替硝唑 2g，单次口服
    B. 咪康唑栓剂，每晚 1 粒（200mg），连用 7 天
    C. 甲硝唑 400mg，每天 2 次，连服 7 天
    D. 性伴侣需要同时治疗
    E. 2% 克林霉素软膏阴道涂布，每晚 1 次，连用 7 天

6. 复发性外阴阴道假丝酵母菌病（RVVC）的维持治疗应持续
    A. 1 个月　　　　　　B. 3 天　　　　　　　C. 3 个月
    D. 6 个月　　　　　　E. 7 ~ 14 天

7. 29 岁女性，外阴瘙痒伴分泌物增多 3 天。妇科检查：外阴及阴道黏膜充血，阴道内大量豆渣状分泌物。正确的处理是
    A. 克林霉素治疗　　　B. 甲硝唑治疗　　　　C. 常规阴道冲洗
    D. 抗真菌治疗　　　　E. 雌激素治疗

8. 女，32 岁。外阴瘙痒伴烧灼感 4 天。妇科检查见外阴局部充血、小阴唇内侧及阴道黏膜表面有白色片状薄膜或凝乳状物。最可能的诊断为
    A. 细菌性阴道病　　　B. 滴虫阴道炎　　　　C. 假丝酵母菌性阴道病
    D. 淋菌性阴道炎　　　E. 萎缩性阴道炎

9. 下列有关假丝酵母菌阴道炎的治疗，错误的是
   A. 积极治疗糖尿病
   B. 使用抗真菌药需要全身 + 局部用药
   C. 克霉唑栓剂放置阴道
   D. 咪康唑栓剂放置阴道
   E. 1% 龙胆紫液涂擦阴道

10. 女性，56 岁。外阴痒 1 周，白带乳块状，镜检发现真菌菌丝。正确的处理是
    A. 阴道内放置咪康唑栓
    B. 阴道内放置甲硝唑栓
    C. 阴道内放置己烯雌酚栓
    D. 外阴应用氢化可的松软膏
    E. 外阴应用 0.5% 醋酸液清洗

11. 29 岁女性，外阴痒 1 周。查阴道黏膜覆以膜状物，擦后露出红肿黏膜面。正确的处理应是
    A. 局部用克林霉素软膏
    B. 阴道内放置达克宁栓
    C. 阴道内放置甲硝唑片
    D. 阴道内放置尼尔雌醇片
    E. 外阴部用 0.5% 醋酸液洗涤

(12 ~ 15 题共用题干)

38 岁女性，阴道分泌物增多 6 天，伴外阴瘙痒。查外阴黏膜充血并且有皲裂，阴道弥漫性充血，分泌物呈白色豆渣样。患者有糖尿病史。

12. 诊断首先应考虑
    A. 外阴阴道假丝酵母菌病
    B. 滴虫性阴道炎
    C. 细菌性阴道炎
    D. 萎缩性阴道炎
    E. 宫颈炎症

13. 对确诊有帮助的辅助检查方法是
    A. 阴道分泌物悬滴法查滴虫
    B. 胺臭味试验
    C. 检查血糖
    D. 阴道分泌物查找线索细胞
    E. 阴道分泌物涂片检查真菌芽生孢子及假菌丝

14. 若阴道分泌物涂片检查未发现真菌的芽孢及假菌丝，进一步处理是
    A. 阴道分泌物滴虫培养
    B. 阴道分泌物真菌培养
    C. 阴道分泌物细菌培养
    D. 检查尿糖
    E. 阴道脱落细胞学检查

15. 若真菌培养报告为白假丝酵母菌阳性，治疗方法是
    A. 甲硝唑 400mg，每天 2 次，连服 7 天
    B. 伊曲康唑每次 200mg，每天 1 次，连用 3 天

C. 咪康唑栓剂，每晚 1 粒（200mg），连用 14 天

D. 咪康唑栓剂，每晚 1 粒（200mg），连用 7 天

E. 氟康唑 150mg，顿服

（16 ~ 17 题共用选项）

    A. 雌激素   B. 孕激素   C. 雄激素

    D. 甲硝唑   E. 克霉唑

16. 治疗外阴阴道假丝酵母菌病宜选用

17. 治疗滴虫性阴道炎宜选用

第四节　细菌性阴道病

1. 维持阴道正常酸性环境的主要菌群是

    A. 葡萄球菌   B. 肠球菌   C. 大肠埃希菌

    D. 乳杆菌   E. 棒状杆菌

2. 细菌性阴道病的典型临床表现为

    A. 阴道分泌物呈灰白色，稀薄均匀一致，有恶臭味

    B. 阴道分泌物灰黄、稀薄、有泡沫

    C. 阴道流出大量水样分泌物

    D. 血性阴道分泌物，外阴痒、痛

    E. 脓性阴道分泌物，外阴瘙痒、烧灼感

3. 细菌性阴道病的诊断标准不包括

    A. 线索细胞阳性

    B. 阴道分泌物增多伴外阴瘙痒

    C. 胺臭味试验阳性

    D. 阴道分泌物 pH > 4.5

    E. 匀质、稀薄、灰白色阴道分泌物

4. 女，30 岁。白带增多伴腥臭味 1 个月，妇科检查见阴道分泌物呈稀薄灰白色。镜检发现线索细胞。考虑诊断为

    A. 滴虫阴道炎   B. 念珠菌阴道炎

    C. 细菌性阴道病   D. 支原体性阴道炎

    E. 衣原体性阴道炎

5. 女，32 岁。阴道分泌物增多 1 月。查体：阴道内稀薄白带。阴道 pH 为 5，阴道分泌物线索细胞阳性。患者首选的治疗药物是

    A. 链霉素   B. 甲硝唑   C. 红霉素

    D. 氧氟沙星   E. 青霉素

6. 不符合细菌性阴道病的是

　　A. 线索细胞阳性

　　B. 首选甲硝唑、克林霉素等治疗

　　C. 均质、淡薄、白色阴道分泌物

　　D. 碱性冲洗液阴道冲洗

　　E. 阴道分泌物呈鱼腥味改变，性交后加重

7. 细菌性阴道病最主要的病原体是

　　A. 大肠埃希菌　　　　B. 金黄葡萄球菌　　　　C. 溶血性链球菌

　　D. 沙眼衣原体　　　　E. 加德纳菌及厌氧菌

8. 下列关于细菌性阴道病的治疗，正确的是

　　A. 甲硝唑 2g，单次口服

　　B. 咪康唑栓剂，每晚 1 粒（200mg），连用 7 天

　　C. 甲硝唑 400mg，每天 2 次，连服 7 天

　　D. 性伴侣需要同时治疗

　　E. 氟康唑 150mg，单次口服

（9 ~ 11 题共用选项）

　　A. 均匀一致，灰白色　　　　　　　　B. 稠厚，呈凝乳或豆渣样

　　C. 脓性黄绿色泡沫状　　　　　　　　D. 稀薄，呈淡黄色

　　E. 黏液脓性

9. 滴虫性阴道炎的分泌物特征为

10. 细菌性阴道炎的分泌物特征为

11. 假丝酵母菌性阴道炎的分泌物特征为

第五节　萎缩性阴道炎

1. 下列关于萎缩性阴道炎的描述，错误的是

　　A. 雌激素水平下降　　　　　　　　B. 阴道黏膜变薄

　　C. 上皮细胞内糖原含量上升　　　　D. 阴道内 pH 增高

　　E. 局部抵抗力降低

2. 治疗萎缩性阴道炎的药物是

　　A. 咪康唑栓剂每晚塞入阴道

　　B. 雌激素制剂阴道局部应用

　　C. 克霉唑每晚 1 粒塞入阴道

　　D. 制霉菌素 10 万单位每晚塞入阴道

　　E. 1% 甲紫涂擦阴道

(3~5题共用题干)

女，70岁。外阴、阴道灼热感4天。妇科检查：阴道黏膜有散在出血点，阴道内少许分泌物，淡黄色。

3. 该患者首先考虑的诊断为

    A. 萎缩性阴道炎   B. 淋菌性阴道炎

    C. 细菌性阴道病   D. 外阴阴道假丝酵母菌病

    E. 滴虫性阴道炎

4. 其最可能的病因是

    A. 雌激素水平低下   B. 淋菌感染   C. 阴道菌群失调

    D. 念珠菌感染   E. 滴虫感染

5. 该患者首选的外用药物是

    A. 制霉菌素   B. 红霉素   C. 孕激素

    D. 雌激素   E. 甲硝唑

第十七章　子宫颈炎

1. 目前宫颈炎最常见的病原体是
   A. 厌氧菌　　　　　　B. 大肠埃希菌　　　　　C. 金黄葡萄球菌
   D. 溶血性链球菌　　　E. 淋病奈瑟菌

2. 沙眼衣原体感染，首先形成宫颈炎症的原因是
   A. 感染宫颈管柱状上皮
   B. 感染鳞状上皮
   C. 感染阴道黏膜
   D. 常同时感染柱状上皮和鳞状上皮
   E. 感染尿道黏膜

3. 诊断宫颈炎症的关键是
   A. 宫颈举痛　　　　　　　　　　　B. 阴道脓性分泌物
   C. 宫颈柱状上皮异位　　　　　　　D. 宫体压痛
   E. 宫颈管有黏液脓性分泌物

4. 治疗沙眼衣原体的常用药物是
   A. 青霉素　　　　　　B. 头孢类抗生素　　　　C. 干扰素
   D. 红霉素　　　　　　E. 大观霉素

5. 目前治疗无并发症的淋病奈瑟菌宫颈炎首选的抗生素是
   A. 青霉素　　　　　　B. 四环素　　　　　　　C. 甲硝唑
   D. 头孢类抗生素　　　E. 红霉素

6. 女，25岁，初孕妇。妊娠12周，尿频、尿急、尿痛伴阴道分泌物增多4天。查体：尿道口及宫颈口均见脓性分泌物。为确诊，首选的辅助检查是
   A. 羊水培养　　　　　B. 血培养　　　　　　　C. 宫颈管分泌物培养
   D. 血清学检查　　　　E. 尿培养

7. 慢性宫颈炎患者的主要症状是
   A. 腰骶酸痛感　　　　B. 下腹坠痛　　　　　　C. 白带增多
   D. 月经量增多　　　　E. 血性白带

(8~11题共用题干)

20岁女性，有不洁生活史。自述阴道分泌物增多7天，伴外阴灼热不适，检查见阴道内分泌物增多，宫颈充血，表面有黏液脓性分泌物附着，宫体大小正常、无压痛，附件区检查正常。

8. 下列辅助检查对诊断有帮助的是
   A. 阴道分泌物细菌培养
   B. 阴道分泌物滴虫检查
   C. 阴道分泌物 pH 测定
   D. 宫颈分泌物检查白细胞
   E. 阴道分泌物检查线索细胞

9. 若宫颈分泌物显微镜检查提示中性粒细胞 > 30/高倍视野，初步诊断考虑为
   A. 滴虫性阴道炎　　B. 细菌性阴道病　　C. 宫颈炎症
   D. 外阴阴道假丝酵母菌病　　　　　　E. 盆腔炎性疾病

10. 该患者不需要的检查是
   A. 分泌物找滴虫
   B. 分泌物找线索细胞
   C. 分泌物淋病奈瑟菌培养
   D. 沙眼衣原体检查
   E. 高危型 HPV DNA 检测

11. 若分泌物培养报告淋病奈瑟菌阳性，恰当的治疗药物是
   A. 青霉素
   B. 氧氟沙星 + 多西环素
   C. 红霉素
   D. 红霉素 + 甲硝唑
   E. 头孢曲松钠 + 多西环素

第十八章　盆腔炎性疾病

1. 下列关于盆腔炎性疾病的病原体的描述，正确的是
   A. 往往是需氧菌与厌氧菌混合感染
   B. 以厌氧菌为主
   C. 以需氧菌为主
   D. 以兼性厌氧菌为主
   E. 性传播疾病的病原体与需氧菌及厌氧菌混合感染

2. 盆腔炎性疾病不包括
   A. 子宫内膜炎　　　B. 输卵管炎　　　C. 输卵管卵巢脓肿
   D. 盆腔腹膜炎　　　E. 直肠旁结缔组织炎

3. 下列关于盆腔炎性疾病感染途径的描述，正确的是
   A. 产后及流产感染是血行播散
   B. 结核杆菌是沿生殖器黏膜上行蔓延
   C. 沙眼衣原体是沿生殖器黏膜上行蔓延
   D. 阑尾炎症通过淋巴系统蔓延至内生殖器
   E. 淋病奈瑟菌通过性接触及泌尿系统后再蔓延至生殖道

4. 盆腔炎性疾病的最低诊断标准为
   A. 下腹疼痛　　　B. 下腹反跳痛　　　C. 下腹压痛
   D. 宫颈举痛　　　E. 体温超过 38.3℃

5. 盆腔炎性疾病的后遗症不包括
   A. 不孕　　　B. 异位妊娠　　　C. 子宫内膜异位症
   D. 慢性盆腔痛　　　E. 炎症反复发作

6. 最常见盆腔炎性疾病是
   A. 子宫内膜炎
   B. 子宫肌炎
   C. 输卵管炎及输卵管卵巢炎
   D. 盆腔结缔组织炎
   E. 盆腔腹膜炎

7. 女性生殖器结核最常见的是
   A. 输卵管结核　　　B. 子宫内膜结核　　　C. 宫颈结核
   D. 卵巢结核　　　E. 盆腔腹膜结核

8. 诊断子宫内膜结核最可靠的检查是
   A. 盆腔 X 线摄片
   B. 子宫输卵管碘油造影
   C. 月经血结核杆菌培养
   D. 子宫内膜活组织检查
   E. 结核菌素试验

9. 女，32 岁。药物流产后 3 天，左下腹痛伴发热 2 天。妇科检查：阴道脓性分泌物，宫颈举痛，子宫饱满，压痛（＋），右附件区明显压痛。最可能的诊断是
   A. 卵巢巧克力囊肿破裂　　　　　　　B. 急性阑尾炎
   C. 卵巢黄体破裂　　　　　　　　　　D. 异位妊娠破裂
   E. 盆腔炎性疾病

10. 女，35 岁。因下腹痛伴发热 2 天来急诊。查体：急性病容，体温 38.9℃，下腹部有压痛、反跳痛及肌紧张。妇科检查可见脓性阴道分泌物，宫颈有举痛，双侧附件区增厚，有压痛。最可能的诊断是
    A. 急性宫颈炎　　　　　　　　　　　B. 盆腔炎性疾病
    C. 卵巢囊肿继发感染　　　　　　　　D. 卵巢囊肿破裂
    E. 卵巢囊肿蒂扭转

（11～12 题共用题干）

女，26 岁。人工流产术后 1 周，发热 5 天，下腹痛 3 天。查体：39.2℃，P 105 次/分，BP 105/70mmHg。妇科检查宫颈口脓性分泌物，宫颈举痛（＋），子宫正常大小，压痛明显，双附件稍增厚，压痛（＋），右侧为重。血 WBC 14×10^9/L，N 0.90。

11. 该患者最可能的诊断为
    A. 急性膀胱炎　　　B. 流产不全　　　C. 异位妊娠破裂
    D. 急性阑尾炎　　　E. 盆腔炎性疾病

12. 对治疗最有价值的辅助检查项目是
    A. 盆腔 B 超　　　B. 尿妊娠试验　　　C. 病原体检查
    D. 尿常规　　　　E. 血常规

（13～15 题共用题干）

女，32 岁。发热伴下腹坠痛 2 天。3 天前因不孕症行宫腔镜检查，术后出现下腹部坠痛，阴道分泌物增多，伴有发热。查体：39.2℃。下腹部压痛阳性，反跳痛阳性。双合诊可触及右侧附件区包块直径约 5cm，触痛明显。血常规示：WBC 18×10^9/L，N 0.87。

13. 该患者最可能的诊断是
    A. 盆腔结核　　　B. 宫外孕　　　C. 盆腔脓肿
    D. 阑尾炎　　　　E. 子宫穿孔

14. 最可能的病原体是
    A. 葡萄球菌　　　B. 白色念珠菌　　　C. 结核分枝杆菌
    D. 大肠埃希菌　　E. 支原体

15. 经常规治疗 10 天后，盆腔包块无缩小趋势。正确的处理是
    A. 手术治疗　　　　B. 更改治疗药物　　　C. 加用物理治疗
    D. 加用中药治疗　　E. 加大药物剂量

(16～19题共用题干)

女，24岁，有多个性伴侣，高热伴下腹痛1天。查体：体温38.7℃，下腹压痛、反跳痛、宫颈充血、宫颈口有脓性分泌物流出，子宫压痛、附件区压痛，B型超声提示：盆腔积液。

16. 能明确诊断的辅助检查是

    A. 尿常规   B. 血常规

    C. 腹部X线   D. 血培养

    E. 阴道分泌物0.9%氯化钠湿片查找白细胞

17. 该患者最可能的诊断是

    A. 阑尾炎   B. 宫颈炎症   C. 异位妊娠

    D. 盆腔炎性疾病   E. 腹膜炎

18. 本病例正确的处理应是

    A. 剖腹探查   B. 静脉滴注抗生素治疗

    C. 阴道后穹隆切开引流   D. 中药活血化瘀

    E. 腹腔镜手术

19. 如用抗生素，下列配伍方案较合理的是

    A. 红霉素 + 多西环素   B. 头孢曲松钠 + 多西环素

    C. 环丙沙星 + 庆大霉素   D. 甲硝唑 + 克林霉素

    E. 红霉素 + 甲硝唑

第十九章　子宫内膜异位症与腺肌病

第一节　子宫内膜异位症

1. 子宫内膜异位症常见侵犯的部位是
    A. 卵巢　　　　　　　B. 脐　　　　　　　　C. 膀胱
    D. 肾　　　　　　　　E. 肺

2. 子宫内膜异位症的典型症状是
    A. 阴道分泌物增多　　B. 阴道不规则流血　　C. 接触性出血
    D. 月经量增多　　　　E. 继发性痛经

3. 子宫内膜异位症的典型体征是
    A. 子宫增大　　　　　B. 附件区压痛　　　　C. 宫颈举痛
    D. 直肠子宫陷凹触痛结节　　　　　　　　　　E. 子宫压痛

4. 下列关于使用性激素治疗子宫内膜异位症的药物描述，错误的是
    A. 雌激素　　　　　　B. 雄激素　　　　　　C. 高效孕激素
    D. GnRH - α　　　　　E. 达那唑

5. 下列关于盆腔子宫内膜异位症的描述，错误的是
    A. 痛经呈进行性加重
    B. 痛经程度与病灶大小成正比
    C. 周期性痛不一定与月经同步
    D. 40% 患者不孕
    E. 病变累及直肠陷凹及骶骨韧带时可有性交痛

6. 子宫内膜异位症的确诊依据是
    A. 典型病史　　　　　B. B 型超声波检查　　C. 血 CA125 升高
    D. 病理组织学检查　　E. 妇科检查

7. 子宫内膜异位症临床分期的依据是
    A. 彩色超声多普勒检查　　　　　　　　　B. 典型病史及妇科检查
    C. 宫腔镜检查　　　　　　　　　　　　　D. 腹腔镜检查
    E. 血清 CA125 测定

8. 子宫内膜异位症采用性激素疗法的主要作用是
    A. 镇静、止痛、对症治疗　　　　　　　　B. 调节月经周期

C. 减轻痛经程度   D. 促进排卵

E. 抑制内膜增生

9. 女，33 岁。继发性痛经 3 年。检查子宫后倾屈，7.5cm×7.0cm 大小，质硬。本例不可能出现的临床表现为

   A. 不孕   B. 性交疼痛   C. 经量过多

   D. 经期延长   E. 月经稀发

10. 女，32 岁。进行性痛经 8 年，加重 3 年，婚后 4 年未孕。查体：子宫后位，大小正常，子宫左后方可触及大小约 5cm 的囊性包块，张力较大，触痛。血 CA125 为 50U/ml，抗子宫内膜抗体（+）。首先应考虑的诊断是

   A. 卵巢上皮癌   B. 转移性卵巢肿瘤   C. 子宫内膜异位症

   D. 盆腔结核   E. 盆腔炎性包块

11. 女性，42 岁。G_4P_1，继发性痛经进行性加重 8 年，痛经剧烈，服用止痛药物不能缓解，伴性交痛。查体：子宫后倾后屈，60 天妊娠大小，质硬不活动，子宫后壁触及米粒大小触痛结节，子宫右后方扪及约 8cm×8cm 大小包块，不活动，张力较大。该患者可能的诊断是

   A. 阑尾周围脓肿   B. 输卵管卵巢囊肿   C. 子宫肌瘤

   D. 卵巢系膜囊肿   E. 卵巢子宫内膜异位症囊肿

（12～14 题共用题干）

女，28 岁，不孕。痛经 3 年且逐渐加重。查子宫后壁有 2 个触痛性硬韧结节，右侧附件区扪及超鸭卵大、活动不良的囊性肿物，压痛不明显。

12. 本例右侧附件区囊性肿物最可能是

   A. 卵巢滤泡囊肿   B. 卵巢黄体囊肿   C. 卵巢内膜异位囊肿

   D. 输卵管卵巢囊肿   E. 多囊卵巢综合征

13. 为进一步确诊，最有价值的辅助检查方法是

   A. 腹部 X 线摄片   B. 盆腔 B 型超声检查

   C. 诊断性刮宫活组织检查   D. 子宫输卵管碘油造影

   E. 腹腔镜检查

14. 确诊后合理的治疗方法是

   A. 囊肿剥出及病灶切除

   B. 右侧附件切除

   C. 双侧附件切除

   D. 子宫次全切除及双附件切除

   E. 子宫全切除及双附件切除

第二节 子宫腺肌病

1. 下列关于子宫腺肌病的描述，错误的是
   A. CA125 可轻度升高
   B. 可有经量过多、经期延长
   C. 可有继发性进行性加重的痛经
   D. 子宫均匀性增大
   E. 发病机制与子宫内膜异位症相同

2. 下列关于子宫腺肌病的描述，正确的是
   A. 多数合并外在性子宫内膜异位症　　　　B. 多发生在初产妇
   C. 病灶中子宫内膜对卵巢激素敏感　　　　D. 假孕疗法有效
   E. 月经量增多，经期延长，继发痛经，子宫均匀增大和病灶较硬

3. 女，38 岁，人工流产术后 2 年出现痛经，进行性加重，需服用止痛药物。妇科检查：子宫后倾屈，如妊娠 50 天大小，呈球状，质硬，活动受限。B 超检查示子宫肌层回声不均匀，局部有短线状增强。最可能的诊断是
   A. 盆腔结核　　　　B. 子宫内膜炎　　　　C. 慢性盆腔炎
   D. 子宫腺肌病　　　　E. 子宫肌瘤

4. 女，35 岁，5 年前出现痛经并逐渐加重，经量较多。妇科检查子宫如 60 天妊娠大小，质韧，触痛明显，活动好，盆底无触痛结节。考虑诊断为
   A. 子宫肌瘤　　　　B. 子宫肉瘤　　　　C. 子宫内膜癌
   D. 子宫腺肌病　　　　E. 子宫内膜异位症

5. 女，39 岁，痛经进行性加重 5 年，月经量增多 2 年。妇科检查：子宫后位，球形增大，如 2 个月妊娠大小，活动欠佳，子宫触痛阳性，双附件区未触及异常。CA125 87U/ml。最可能的诊断是
   A. 子宫内膜炎　　　　B. 子宫肉瘤　　　　C. 子宫内膜异位症
   D. 子宫腺肌病　　　　E. 子宫肌瘤

6. 女，41 岁，近 1 年来月经量增多，经期延长，伴进行性痛经且逐渐加重。体检子宫质硬有压痛。MRI 示子宫均匀性增大。最有可能的诊断是
   A. 子宫肌瘤　　　　　　　　　　　　B. 多囊卵巢综合征
   C. 痛经　　　　　　　　　　　　　　D. 功能性子宫出血
   E. 子宫腺肌病

7. 女，45 岁，G_2P_1，继发性痛经 6 年。查体：子宫如妊娠 12 周大小，质硬，活动受限。药物治疗后症状无缓解。最佳手术治疗方案是
   A. 子宫切除术　　　　　　　　　　　B. 广泛性子宫切除术

C. 改良广泛性子宫切除术　　　　　　　D. 子宫切除加双附件切除术

E. 骶神经切断术

(8～9 题共用题干)

经产妇，40 岁。近 2 年痛经并逐渐加重，伴经量增多及经期延长，届时需服强镇痛药。查子宫均匀增大如妊娠 8 周，质硬，有压痛，经期压痛明显。

8. 痛经逐渐加重的原因，最可能的诊断是

A. 功能性痛经　　　　B. 子宫腺肌病　　　　C. 子宫内膜结核

D. 子宫内膜癌　　　　E. 子宫黏膜下肌瘤

9. 本例确诊后的处理应选择

A. 镇痛药物治疗　　　B. 雌激素治疗　　　　C. 化学药物治疗

D. 手术治疗　　　　　E. 放射治疗

(10～12 题共用题干)

女，46 岁，进行性痛经 4 年，近 2 年经期延长，经量增多，曾用药物保守治疗无效。现痛经加重，止痛药物无效。查体：贫血貌，子宫后倾后屈位，妊娠 3 个月大，质硬，有压痛，双侧附件未触及异常。

10. 该患者的初步诊断是

A. 子宫腺肌病　　　　B. 子宫肌瘤　　　　　C. 子宫内膜癌

D. 子宫内膜炎　　　　E. 功能失调性子宫出血

11. 对该患者有价值的辅助检查是

A. 血白细胞计数　　　B. 尿常规检查　　　　C. 肝肾功能分析

D. 血 CA125 测定　　　E. 血糖测定

12. 该患者最佳的治疗方案是

A. 全子宫切除术　　　B. GnRH － α 治疗　　C. 止痛药物治疗

D. 期待疗法　　　　　E. 全子宫切除术 + 双侧附件切除术

第二十章　盆底功能障碍及生殖器官损伤疾病

1. 子宫脱垂最常见的病因是

    A. 慢性咳嗽　　　　　　B. 肥胖体型　　　　　　C. 习惯性便秘

    D. 分娩损伤　　　　　　E. 长期重体力劳动

2. 女，68 岁。顺产 3 个子女，腰骶部疼痛 2 年，站立时明显，休息时缓解。近半年行走时自觉有块状物自阴道口脱出。妇科检查：平卧位时用力向下屏气，宫颈达处女膜缘，阴道口可见宫颈。其子宫脱垂分度是

    A. Ⅰ度轻型　　　　　　B. Ⅰ度重型　　　　　　C. Ⅱ度轻型

    D. Ⅱ度重型　　　　　　E. Ⅲ度

3. 子宫脱垂患者，宫颈及部分宫体脱出阴道口，应属

    A. Ⅰ度轻型　　　　　　B. Ⅰ度重型　　　　　　C. Ⅱ度轻型

    D. Ⅱ度重型　　　　　　E. Ⅲ度

4. 女，56 岁。阴道脱出肿物 2 年。妇科检查：阴道前壁膨出，宫颈光滑，用力时宫颈及部分宫体脱出阴道口外。该患者应诊断为阴道前壁膨出和子宫脱垂

    A. Ⅰ度轻型　　　　　　B. Ⅰ度重型　　　　　　C. Ⅱ度轻型

    D. Ⅱ度重型　　　　　　E. Ⅲ度

5. 女，58 岁。绝经 8 年，发现阴道内脱出肿物 3 个月，休息后可消失。妇科检查：平卧位屏气向下用力时，宫颈脱出阴道口外，宫体仍在阴道内。该患者子宫脱垂的临床分度是

    A. Ⅲ度　　　　　　　　B. Ⅱ度重型　　　　　　C. Ⅰ度轻型

    D. Ⅱ度轻型　　　　　　E. Ⅰ度重型

6. ManChester 手术适应证是

    A. Ⅰ度子宫脱垂　　　　　　　　　　B. Ⅱ度子宫脱垂

    C. Ⅲ度子宫脱垂　　　　　　　　　　D. 子宫脱垂合并膀胱膨出

    E. 年龄较轻，宫颈较长的Ⅱ、Ⅲ度子宫脱垂

7. 下列韧带与子宫脱垂发生无关的是

    A. 圆韧带　　　　　　　B. 卵巢固有韧带　　　　C. 主韧带

    D. 阔韧带　　　　　　　E. 宫骶韧带

8. 女，51 岁。绝经 2 年，阴道脱出肿物 1 年。妇科检查：子宫体全部脱出阴道口外，适宜的处理方法为

A. 密切观察，暂不处理   B. ManChester 手术

C. 阴道纵隔形成术   D. 使用子宫托

E. 经阴道子宫切除术

9. 37 岁，妇女。因阴部有块物脱出就诊。妇科检查见部分宫体与宫颈外露于阴道口，宫颈较长。本例正确处理应是

A. 阴道前后壁修补术   B. ManChester 手术

C. 阴道纵隔形成术   D. 经腹子宫全切除术

E. 阴道子宫全切除及阴道前后壁修补术

10. 女，39 岁。子宫 Ⅱ 度脱垂伴阴道前后壁轻度膨出，张力性尿失禁。妇检：宫颈长约6cm，子宫后位，正常大小，附件未扪及块物，要求手术治疗。首选手术应是

A. 阴道前后壁修补术

B. 子宫切除 + 阴道前后壁修补术

C. 曼氏手术

D. 阴道纵隔形成术

E. 子宫悬吊术

(11 ~ 12 题共用题干)

女，60 岁，G_3P_3，近两年来阴道脱出一肿物，逐渐增大。妇科检查：宫颈光滑，屏气用力后宫颈和部分宫体脱出阴道口外，子宫萎缩，双侧附件正常。

11. 对该患者子宫脱垂程度判断正确的是

A. Ⅰ 度轻型   B. Ⅲ 度   C. Ⅱ 度轻型

D. Ⅰ 度重型   E. Ⅱ 度重型

12. 该患者适宜的治疗方法是

A. 放置子宫托   B. 经阴道子宫切除术

C. 阴道纵隔形成术   D. ManChester 手术

E. 盆底肌锻炼

第二十一章　子宫颈肿瘤

第一节　子宫颈鳞状上皮内病变

1. 与宫颈癌的发生密切相关的病原体是

    A. 单纯疱疹病毒　　　　B. 滴虫　　　　C. 苍白密螺旋体

    D. 人乳头瘤病毒　　　　E. 巨细胞病毒

2. 宫颈鳞癌起源于

    A. 宫颈管内　　　　　　B. 宫颈外口　　　　C. 宫颈管内口及附近黏膜

    D. 宫颈阴道部　　　　　E. 宫颈外口鳞状上皮与柱状上皮交界处

3. 下列不属于宫颈癌相关危险因素的是

    A. 未生育　　　　　　　B. 过早性生活　　　　C. 不洁性行为

    D. 多个性伴侣　　　　　E. 吸烟

4. 下列有关诊断宫颈癌时碘试验的描述，不正确的是

    A. 若不染色为阳性　　　　　　　　　　B. 鳞状上皮含糖原丰富

    C. 本试验对癌有特异性　　　　　　　　D. 主要识别宫颈病变危险区

    E. 提高诊断率

5. 早期发现宫颈癌的简便、可靠的初筛方法是

    A. 宫颈细胞学检查　　　B. 阴道镜　　　　C. 宫颈活检

    D. 碘试验　　　　　　　E. 宫颈锥形切除术

6. 女，39 岁。妇科普查时，宫颈细胞学检查结果为不典型鳞状细胞，首先应做的检查项目为

    A. 宫颈碘试验　　　　　　　B. 重复宫颈刮片细胞学检查

    C. 阴道镜检查　　　　　　　D. 阴道镜指导下宫颈活检

    E. 宫颈锥形切除送病理检查

7. 女，23 岁。外阴瘙痒、白带增多 5 天。妇科检查：外阴皮肤黏膜充血，小阴唇内侧见多个小菜花状赘生物，宫颈柱状上皮异位，子宫正常大，附件无明显异常。为确诊，应选择的辅助检查是

    A. 赘生物活组织检查　　　　　　　B. 白带革兰染色检查

    C. 宫颈细胞学检查　　　　　　　　D. 外阴细胞学检查

    E. 宫颈高危型 HPV DNA 检测

8. 宫颈鳞状上皮内病变确诊的手段是

    A. 宫颈细胞涂片　　　　　B. 醋酸涂抹　　　　　C. 宫颈活组织检查

    D. 阴道镜检查　　　　　　E. 阴道分泌物检查

9. 女，45 岁。性交后出血半年。妇科检查：宫颈 I 度柱状上皮异位。宫颈细胞学检查结果为意义不明的不典型鳞状细胞。为明确诊断，下一步应首选的处理是

    A. 宫颈电热圈切除术　　　B. 宫颈冷刀锥切　　　C. 宫颈管搔刮

    D. HPV DNA 检测　　　　　E. 阴道镜下活检

10. 女，28 岁，G_1P_1。因接触性出血来院就诊，患者行阴道镜下活检为宫颈高级别鳞状上皮内病变（HSIL）。下列处理方式正确的是

    A. 宫颈锥切术　　　　　　B. 全子宫切除术　　　C. 手术加放疗

    D. 放疗　　　　　　　　　E. 改良根治性子宫切除术

（11～13 题共用题干）

女，38 岁。接触性出血半年。妇科检查：外阴、阴道无异常，宫颈重度柱状上皮异位，触之易出血，子宫正常大小，宫旁组织及双侧附件未触及异常。

11. 首选的检查方法是

    A. 阴道镜检查　　　　　　B. LEEP 锥切术　　　C. 宫颈活检

    D. 宫颈冷刀锥切术　　　　E. 宫颈细胞学检查

12. 如检查结果为鳞状上皮内高级别病变，首选的处理方法是

    A. 阴道镜下活检　　　　　B. 宫颈锥形切除术　　C. 宫颈碘试验

    D. 分段诊刮术　　　　　　E. 宫颈细胞学检查

13. 如为宫颈高级别鳞状上皮内病变（HSIL），宜采取的处理方法是

    A. 子宫切除术　　　　　　B. 放射治疗　　　　　C. 化学治疗

    D. 宫颈锥形切除术　　　　E. 随访观察

第二节　宫颈癌

1. 宫颈癌最常见的病理类型是

    A. 鳞腺癌　　　　　　　　B. 腺癌　　　　　　　C. 恶性腺癌

    D. 黏液腺癌　　　　　　　E. 鳞状细胞癌

2. 下列不属于宫颈癌淋巴转移一级组的是

    A. 髂内淋巴结　　　　　　B. 髂外淋巴结　　　　C. 腹主动脉旁淋巴结

    D. 宫旁淋巴结　　　　　　E. 闭孔淋巴结

3. 宫颈癌临床分期依据是

    A. 盆腔检查　　　　　　　B. 术中探查结果　　　C. 有无淋巴结转移

    D. 临床表现　　　　　　　E. 病理检查

4. 下列表现属于宫颈癌 Ⅱ 期的是

    A. 原位癌

    B. 癌局限在宫颈内

    C. 超出宫颈，未及盆壁，侵及阴道上 2/3

    D. 癌侵及盆腔壁及阴道下 1/3

    E. 癌超越骨盆，或累及直肠、膀胱

5. 宫颈癌临床分期 Ⅱa 是指

    A. 癌累及阴道，未达阴道下 1/3 段，无明显宫旁浸润

    B. 癌累及宫旁，无明显阴道浸润

    C. 肉眼可见癌灶虽位于宫颈，但癌灶 >4cm

    D. 癌累及阴道下 1/3 段，无明显宫旁浸润

    E. 癌累及宫旁，间质浸润深度 3 ~5mm

6. 子宫颈癌最早出现的症状是

    A. 尿频、尿急   B. 接触性出血   C. 进行性下肢肿痛

    D. 大量米汤样恶臭白带   E. 绝经后长期阴道流血

7. 宫颈癌的临床表现不包括

    A. 绝经后阴道流血   B. 阴道排液   C. 接触性阴道流血

    D. 不孕   E. 血性白带

8. 女，53 岁。接触性出血 1 个月。妇科检查：宫颈后唇有一菜花样新生物，接触性出血阳性，宫体正常大小，双附件（－）。该患者最可能的诊断是

    A. 慢性宫颈炎   B. 急性宫颈炎   C. 子宫内膜炎

    D. 宫颈肌瘤   E. 宫颈癌

9. 女性，45 岁。血性白带 2 个月，妇检阴道未受肿瘤侵犯，宫颈菜花样，宫体正常大小，宫旁明显增厚，未达盆腔，宫颈活检为鳞癌。其分期是

    A. Ⅰb 期   B. Ⅰa 期   C. Ⅱa 期

    D. Ⅱb 期   E. Ⅲa 期

10. 女，45 岁，不规则阴道流血 2 个月。性交后出血，宫颈锥切标本显微镜下可见低分化鳞状细胞癌，间质浸润深度 2mm，宽度 6mm。正确的分期为

    A. I_{A1} 期   B. I_{A2} 期   C. I_{B1} 期

    D. I_{B2} 期   E. $Ⅱ_A$ 期

11. 女，45 岁。同房后阴道流血 3 个月，G_5P_1。妇科检查：宫颈重度柱状上皮异位，下唇息肉样赘生物，直径 2cm。三合诊宫颈旁组织无异常。取宫颈赘生物送病理检查，提示宫颈鳞癌。首选的治疗方法是

    A. 根治性放疗

    B. 广泛性子宫切除 + 盆腔淋巴结切除术

C. 筋膜外子宫切除术

D. 子宫颈切除 + 盆腔淋巴结切除术

E. 宫颈锥形切除术

12. 48 岁女性，白带多，接触性出血半年。妇科检查：宫颈糜烂状，阴道外观正常，子宫正常大小，双侧附件区无明显增厚。首选确诊检查是

A. 宫颈锥形切除术　　　B. 宫颈和宫颈管活检　C. 宫颈涂片检查

D. 阴道镜检查　　　　　E. 宫颈荧光检查

13. 女，33 岁，阴道接触性出血，初步诊断为"宫颈癌"。宫颈刮片多次检查为阳性，而宫颈活检为阴性。为确诊需做的进一步检查为

A. CT　　　　　　　　　B. MRI　　　　　　　　C. 碘试验

D. 宫颈锥切术　　　　　E. 不做任何处理，1 个月后再次活检

14. 女性，40 岁。不规则阴道流血 3 个月。妇科检查：宫颈呈菜花样，约 5cm × 4cm × 4cm 大小，质脆易出血。三合诊左侧主韧带结节状增粗，已达盆壁。宫颈活检示鳞状细胞癌。恰当的治疗方案是

A. 宫颈癌根治术　　　　B. 化疗　　　　　　　　C. 化疗后行宫颈癌根治术

D. 放疗　　　　　　　　E. 宫颈癌根治术后加化疗

15. 女，49 岁，接触性出血 10 个月。妇科检查发现宫颈有 4cm × 4cm 菜花状肿物，累及阴道上 2/3，周围绕盆腔浸润。该患者应该行的治疗是

A. 子宫全切术　　　　　B. 宫颈锥切术　　　　　C. 手术加放疗

D. 放疗　　　　　　　　E. 子宫切除术及盆腔淋巴结清扫术

（16 ~ 18 题共用题干）

女，46 岁，因白带多年，性交后出血 1 周就诊。宫颈刮片病理：宫颈鳞癌，浸润深度 7mm，肉眼见癌灶最大直径 ≤4cm。

16. 患者临床分期属于

A. I_{A2} 期　　　　　　B. I_{B1} 期　　　　　　C. I_{B2} 期

D. II_A 期　　　　　　E. II_B 期

17. 宜选的手术方式是

A. 子宫全切术

B. 广泛性子宫切除术 + 盆腔淋巴结切除术

C. 宫颈锥切术

D. 部分子宫切除术

E. 改良子宫根治切除术

18. 若要清扫淋巴结，下列哪组不属清扫范围

A. 髂外淋巴结　　　　　B. 腹股沟浅淋巴结　　　C. 髂总淋巴结

D. 髂内淋巴结　　　　　E. 闭孔淋巴结

(19～22题共用题干)

女性,50岁,接触性出血2月余,白带有恶臭。妇科检查:宫颈前唇有质脆赘生物,最大径线2cm,触之易出血。子宫正常大,附件未扪及。

19. 本例最可能的诊断应是

　　A. 宫颈息肉　　　　　　　B. 宫颈结核　　　　　　C. 宫颈癌

　　D. 绒毛膜癌转移到宫颈　 E. 子宫内膜癌

20. 为确诊最可靠的诊断方法是

　　A. 宫颈刮片细胞学检查　B. 宫颈碘试验　　　　　C. 阴道镜检查

　　D. 宫颈活组织检查　　　　E. 宫内膜活组织检查

21. 若确诊为宫颈癌,其临床期别为

　　A. I_{A2} 期　　　　　　　　B. I_{B1} 期　　　　　　　C. I_{B2} 期

　　D. II_A 期　　　　　　　　E. II_B 期

22. 本例最恰当的治疗方法应是

　　A. 宫颈锥切术　　　　　　B. 放射治疗

　　C. 全子宫切除术　　　　　D. 全子宫切除术 + 盆腔淋巴结切除术

　　E. 根治性子宫切除术 + 盆腔淋巴结切除术

(23～25题共用选项)

　　A. 淋巴转移和种植　　　　　　　　　　B. 血行转移和淋巴转移

　　C. 直接蔓延和种植　　　　　　　　　　D. 直接蔓延和淋巴转移

　　E. 血行转移

23. 子宫颈癌主要播散的方式是

24. 卵巢癌主要播散的方式是

25. 绒毛膜癌主要播散的方式是

第二十二章　子宫肿瘤

第一节　子宫肌瘤

1. 下列关于子宫肌瘤的类型的描述，正确的是

    A. 多发性肌瘤多见

    B. 发生在宫颈部位少见

    C. 肉瘤样变不少见

    D. 绝经后肌瘤继续长大不少见

    E. 浆膜下肌瘤经量多不少见

2. 子宫肌瘤与经血量增多关系最密切的是

    A. 肌瘤的大小　　　　B. 肌瘤的数目　　　　C. 肌瘤的生长部位

    D. 肌瘤与子宫肌层的关系　E. 发生的年龄

3. 最常见的子宫肌瘤变性是

    A. 囊性变　　　　　　B. 玻璃样变　　　　　C. 红色样变

    D. 肉瘤变　　　　　　E. 钙化

4. 在妊娠期间子宫肌瘤容易发生的变性是

    A. 玻璃样变　　　　　B. 囊性变　　　　　　C. 红色样变

    D. 肉瘤变　　　　　　E. 钙化

5. 女，35 岁。月经周期规律，经期延长，经量增多半年，阴道大出血 10 天。查体：贫血貌，妇科检查发现子宫增大如孕 8 周大小，质中。B 超提示宫腔实性占位，直径 4cm。最可能的诊断是

    A. 子宫阔韧带肌瘤　　B. 子宫浆膜下肌瘤　　C. 子宫颈肌瘤

    D. 子宫肌壁间肌瘤　　E. 子宫黏膜下肌瘤

6. 常伴有发热和腹痛的子宫肌瘤变性是

    A. 玻璃样变　　　　　B. 囊性变　　　　　　C. 红色变

    D. 肉瘤变　　　　　　E. 钙化

7. 初孕妇，32 岁。妊娠 20 周，合并子宫肌壁间肌瘤，剧烈腹痛 1 天，无阴道流血。查体：T 38.2℃。血常规：WBC 10×10^9/L，N 0.75%。最可能的诊断是

    A. 子宫肌瘤囊性变

    B. 子宫肌瘤蒂扭转

192

C. 子宫肌瘤合并急性阑尾炎

D. 子宫肌瘤合并感染

E. 子宫肌瘤红色样变

8. 女性，28 岁。足月产后 5 天，下腹疼痛 3 天，发热 1 天，阴道分泌物无异味，子宫增大，既往有子宫肌瘤史。本例首先考虑的诊断是

    A. 产褥感染　　　　　　　B. 肌瘤恶性变　　　　　C. 肌瘤玻璃样变

    D. 肌瘤囊性变　　　　　　E. 肌瘤红色样变

9. 女，38 岁。经量增多半年，超声提示宫腔内低回声团块，直径 3cm，最佳的处理措施是

    A. 口服避孕药　　　　　　B. 宫腔镜检查及手术　C. 雌激素治疗

    D. 子宫切除术　　　　　　E. 口服止血药

10. 女性，35 岁。经量增多，经期延长 2 年。妇科检查子宫如 12 周妊娠大小，表面多个突起，最大者位于前壁下段，直径 6cm，质硬。最可能的诊断是

    A. 子宫畸形　　　　　　　B. 子宫肥大症　　　　　C. 子宫内膜癌

    D. 子宫腺肌病　　　　　　E. 子宫肌瘤

11. 女，36 岁。月经量增多 2 年。妇科检查：子宫增大。如孕 3 个月大小，形态不规则、质硬。该患者最可能的诊断是

    A. 子宫内膜癌　　　　　　B. 早期妊娠　　　　　　C. 子宫肌瘤

    D. 弥漫型子宫腺肌病　　　E. 急性子宫内膜炎

12. 下列关于子宫肌瘤的叙述，错误的是

    A. 多无明显症状　　　　　B. 月经改变为最常见的症状

    C. 腹部可有包块　　　　　D. 可有继发性贫血

    E. 有症状的不需要手术

13. 丙酸睾酮治疗子宫肌瘤的每月总量不应超过

    A. 150mg　　　　　　　　B. 200mg　　　　　　　C. 250mg

    D. 300mg　　　　　　　　E. 350mg

14. 女，45 岁。月经增多，经期延长已 2 年，伴头晕、心悸。妇科检查子宫如妊娠 3 个月大，B 型超声检查子宫肌瘤。血红蛋白 80g/L，最恰当的处理是

    A. 随访观察　　　　　　　　　　　　　　B. 应用宫缩剂、止血药

    C. 应用雄激素　　　　　　　　　　　　　D. 肌瘤摘除术

    E. 子宫切除

15. 女，32 岁。月经周期正常，经量多。已婚未育，有生育要求，目前避孕中。妇科检查及 B 超提示子宫壁肌瘤，直径 8cm。血红蛋白 80g/L。该患者应采取的最佳治疗方案是

    A. 先行肌瘤切除术，待恢复后再考虑妊娠

B. 先解决生育问题，然后行肌瘤切除术

C. 行子宫次全切除术

D. 密切随访

E. 药物治疗，待肌瘤缩小后妊娠

16. 子宫肌瘤合并妊娠时发生红色变，首选的治疗措施是

    A. 立即行肌瘤切除术   B. 立即切除子宫   C. 立即终止妊娠

    D. 止血治疗   E. 保守治疗

（17～20 题共用题干）

33 岁已婚妇女，平时月经正常，经量中等。末次月经于半月前。今晨排便后突然发生右下腹剧烈疼痛。妇科检查：子宫稍大、质硬，于子宫左侧扪及直径 10cm 的实质性肿块，触痛明显。

17. 对诊断有帮助的病史是

    A. 停经史   B. 晕厥史   C. 下腹部包块史

    D. 附件炎症史   E. 阑尾炎史

18. 白细胞总数及分类结果是白细胞总数 $14.2 \times 10^9/L$，中性粒细胞 0.84，淋巴细胞 0.16。有价值的辅助检查应是

    A. B 型超声检测盆腔   B. 诊断性刮宫活组织检查

    C. 尿妊娠试验   D. 腹腔镜检查

    E. 阴道后穹隆穿刺

19. 若 B 型超声检查发现子宫左侧有低回声肿物，境界清楚，直径约 10cm，此例最有可能的诊断应是

    A. 子宫肌瘤红色变性   B. 子宫腺肌瘤

    C. 输卵管妊娠流产   D. 卵巢子宫内膜异位囊肿破

    E. 子宫浆膜下肌瘤蒂扭转

20. 患者腹痛加重，检查下腹部时压痛及反跳痛更明显，且出现明显肌紧张。此时的处理应是

    A. 严密观察病情   B. 止痛、对症处理   C. 清宫术

    D. 立即剖腹探查   E. 广谱抗生素静脉滴注

（21～22 题共用选项）

    A. 阔韧带肌瘤   B. 肌壁间肌瘤   C. 宫颈肌瘤

    D. 黏膜下肌瘤   E. 浆膜下肌瘤

21. 临床最常见的子宫肌瘤是

22. 易阻碍受精卵着床导致不孕的是

第二节 子宫内膜癌

1. 子宫内膜增生症对机体最大的危害是
   A. 癌变
   B. 导致性激素水平的紊乱
   C. 导致功能性子宫出血
   D. 导致不孕症
   E. 导致流产

2. 子宫内膜癌的高危因素不包括
   A. 不孕症
   B. 卵巢早衰
   C. 肥胖
   D. 糖尿病
   E. 无排卵性功能失调性子宫出血

3. 子宫内膜癌最多见的病理类型是
   A. 腺角化癌
   B. 腺癌
   C. 透明细胞癌
   D. 鳞腺癌
   E. 鳞癌

4. 按现行 FIGO（2009）的子宫内膜癌手术分期标准，Ⅱ期是
   A. 侵犯肌层≥1/2
   B. 累及宫颈黏膜腺体
   C. 侵犯宫颈间质
   D. 侵犯子宫浆膜层
   E. 盆腔淋巴结或阴道转移

5. 子宫内膜癌手术，病理分期Ⅱa 是指
   A. 病变侵犯肌层≥1/2
   B. 累及宫颈黏膜腺体
   C. 侵犯宫颈间质
   D. 病变侵犯浆膜和（或）附件
   E. 癌累及阴道上 1/3 段

6. 子宫内膜癌手术病理分期Ⅰ$_B$ 期是指
   A. 癌侵犯宫颈间质
   B. 癌累及宫颈黏膜腺体
   C. 癌侵犯肌层≥1/2
   D. 癌侵犯浆膜和（或）附件
   E. 癌累及阴道

7. 孕激素治疗不适用于
   A. 早期子宫内膜癌
   B. 晚期子宫内膜癌
   C. 复发性子宫内膜癌
   D. 不能手术治疗的子宫内膜癌
   E. 早期、要求保留生育能力的子宫内膜癌

8. 子宫内膜癌早期最常见的症状是

    A. 下腹疼痛　　　　　B. 宫腔积脓　　　　　C. 绝经后阴道不规则流血

    D. 低热　　　　　　　E. 阴道排出大量脓血性分泌物

9. 女，60 岁。绝经 5 年，反复阴道流血 3 次，量中等。平时白带少许。B 超示子宫稍大，宫腔内可见实质不均回声区，形态不规则，宫腔线消失。首先考虑的诊断是

    A. 输卵管癌　　　　　B. 子宫内膜癌　　　　C. 子宫颈癌

    D. 子宫内膜炎　　　　E. 老年性阴道炎

10. 子宫内膜癌的首选治疗方法是

    A. 手术治疗　　　　　B. 放射治疗　　　　　C. 手术、放射联合治疗

    D. 化学治疗　　　　　E. 激素治疗

11. 女，65 岁。不规则阴道流血 1 年余。有高血压、糖尿病史 3 年，BMI 28。B 超发现宫腔内 2.0cm×2.5cm 占位性病变，有丰富血液，血流阻力指数为 0.36。如子宫内膜病检确诊后，首选的治疗措施是

    A. 手术治疗　　　　　B. 化学药物治疗　　　C. 生物治疗

    D. 激素治疗　　　　　E. 放射治疗

12. 女，45 岁。近 2 年月经不规则，现停经 6 个月，阴道不规则流血 10 天，无腹痛。查体：中度贫血貌，子宫及双侧附件无明显异常。首选的辅助检查方法是

    A. X 线检查　　　　　B. 分段诊刮　　　　　C. CT 检查

    D. 阴道镜检查　　　　E. 尿 hCG 检查

13. 女，60 岁。绝经 8 年后阴道不规则流血 1 个月。糖尿病病史 4 年。查体：体重 87kg，子宫如孕 2 个大小，稍软。B 超示子宫内膜 1.8cm，其内探及 1.2cm×0.8cm 不均质回声光圈，有丰富血流信号。最可能的诊断是

    A. 子宫内膜炎　　　　B. 黏膜下子宫肌瘤　　C. 子宫内膜息肉

    D. 子宫内膜癌　　　　E. 子宫肉瘤

14. 女，45 岁。月经不规律 1 年余，阴道不规则流血 20 天，高血压病史 10 年，服药后血压控制良好。1 年前体检查 HPV（－）。已绝育。妇科检查：子宫正常大小、稍软、无压痛，宫旁未触及异常。为明确诊断，首选的检查是

    A. B 超　　　　　　　B. 阴道镜检查　　　　C. TCT

    D. 分段诊刮　　　　　E. 盆腔 MRI

15. 下列有关子宫内膜癌的治疗的描述，错误的是

    A. Ⅱ期应行改良广泛子宫切除术、双附件切除和双侧盆腔及腹主动脉旁淋巴结切除

    B. 患者腹水中有癌细胞的手术加放疗

    C. 患者有深肌层浸润的手术加放疗

D. 有浅肌层浸润者，术后常规辅助放疗

E. 严重并发症不能耐受手术的放疗

16. 女性，58 岁。绝经 10 年，阴道流血伴流脓 2 个月就诊，行分段诊刮，诊断为子宫内膜癌 I 期。首选治疗方案为

    A. 腔内放射治疗

    B. 盆腔外照射治疗

    C. 子宫全切术

    D. 扩大子宫全切术及双侧附件切除术

    E. 子宫广泛切除术及盆腔淋巴结清扫术

（17~19 题共用题干）

女，62 岁。绝经 11 年，阴道反复流血 4 个月就诊。查体：肥胖，一般情况好，BP 150/105mmHg。妇科检查：阴道少许血液，宫颈光滑，子宫正常大，双附件正常。

17. 该患者最可能的诊断是

    A. 子宫颈癌   B. 老年性子宫内膜炎

    C. 子宫内膜息肉   D. 老年性阴道炎

    E. 子宫内膜癌

18. 下列哪项是首选的辅助检查

    A. 经阴道 B 超检查   B. 阴道镜检查   C. 阴道涂片细胞学检查

    D. 腹腔镜检查   E. 后穹隆穿刺检查

19. 确诊的最佳辅助检查是

    A. 宫腔涂片细胞学检查   B. 宫颈管细胞学检查   C. 宫颈活检

    D. 宫腔镜检查   E. 子宫分段诊刮

（20~22 题共用题干）

58 岁，绝经 8 年，不规则阴道流血 2 周，5 年前普查发现子宫肌瘤，高血压 10 余年治疗中，查体肥胖。妇检：子宫如妊娠 8 周，稍软，轻压痛。宫颈轻度柱状上皮异位，B 型超声显示子宫内膜厚而不规则。

20. 为明确诊断，最常用的方法是

    A. 宫颈活检   B. 阴道镜检查   C. 分段诊刮

    D. 腹腔镜检查   E. 血清肿瘤标志物测定

21. 该患者最可能的诊断是

    A. 黏膜下肌瘤   B. 子宫内膜癌   C. 宫颈癌

    D. 子宫肉瘤   E. 子宫内膜息肉

22. 经病理诊断后首选的治疗方法是

    A. 手术治疗   B. 化学治疗   C. 放射治疗

    D. 抗炎治疗   E. 中医药治疗

（23～25 题共用题干）

女性，54 岁，绝经 5 年，近 2 个月阴道流水样白带，近 2 周出现阴道间断少量血性排液。妇科检查宫颈光滑，宫体稍大且软，双侧附件未扪及异常。

23. 本例最可能的诊断是

    A. 子宫内膜增生过长   B. 子宫内膜息肉   C. 子宫内膜癌

    D. 子宫颈癌   E. 子宫黏膜下肌瘤

24. 最有确诊价值的检查方法是

    A. B 超检查   B. 阴道镜检查

    C. 分段诊断刮宫病理检查   D. 进行碘试验和阴道镜检查

    E. 阴道后穹隆分泌物涂片检查

25. 确诊后最佳治疗方案是

    A. 刮宫   B. 宫颈锥形切除   C. 子宫切除保留卵巢

    D. 全子宫切除及双附件切除术   E. 放射治疗

第二十三章　卵巢肿瘤

1. 卵巢肿瘤最常见的并发症是
   A. 破裂　　　　　　　B. 恶变　　　　　　　C. 感染
   D. 蒂扭转　　　　　　E. 瘤体内出血

2. 易发生蒂扭转的卵巢肿瘤是
   A. 皮样囊肿　　　　　B. 巧克力囊肿　　　　C. 黏液性囊腺瘤
   D. 浆液性囊腺癌　　　E. 滤泡囊肿

3. 女，25岁。活动后突然左下腹剧痛，伴有恶心、呕吐。平时月经规律，末次月经为8天前。妇科检查：左侧附件区可触及拳头大小囊实性包块，触痛，推动后疼痛加剧。该患者首先考虑为
   A. 卵巢黄体破裂　　　B. 卵巢囊肿蒂扭转　　C. 急性盆腔炎性疾病
   D. 急性阑尾炎　　　　E. 输卵管妊娠破裂

4. 女性，30岁。1年前查体发现右侧卵巢囊肿，直径5cm，今晨起突发右下腹痛伴恶心、呕吐。妇检：扪及右下腹肿物增大，有压痛，蒂部最明显。首选的处理是
   A. 密切观察　　　　　B. 急查盆腔磁共振成像　　C. 抗生素治疗
   D. 急查血清CA125、甲胎蛋白　　　　E. 剖腹探查或腹腔镜检查

5. 晚期卵巢癌的首选治疗方法是
   A. 肿瘤切除术　　　　B. 激素治疗　　　　　C. 化学治疗
   D. 放射治疗　　　　　E. 肿瘤细胞减灭术＋化学治疗

6. 下列有关卵巢交界性肿瘤的描述，错误的是
   A. 属于上皮性肿瘤　　　　　　　　B. 临床表现为生长缓慢
   C. 是一种低度恶性潜能肿瘤　　　　D. 常存在间质浸润
   E. 转移率低，复发迟

7. 25岁已婚女性，结婚3年未孕。现停经55天，查子宫增大与停经日数相符，质软，左附件区触及直径约12cm、表面光滑、壁厚质韧肿物，活动良好，B型超声提示肿物包膜完整，厚度较均匀，瘤内回声多样化，可见面团征。尿妊娠试验阳性。对该肿物恰当的处理应是
   A. 立即行人工流产术，观察附件肿物是否增大
   B. 立即行剖腹手术切除肿物
   C. 妊娠12周后行剖腹手术切除肿物

D. 妊娠 24 周后行剖腹手术切除肿物

E. 待产后切除附件区肿物

8. 女性，16 岁，无性生活史。剖腹探查见右侧卵巢直径约 9cm 的实性肿瘤，包膜完整，腹腔液未找到癌细胞，左侧卵巢外观正常，术中冷冻切片病理结果报告为卵巢无性细胞瘤。本例恰当处理是

A. 肿瘤切除，术后化疗

B. 肿瘤切除，术后放疗

C. 患侧附件切除，术后化疗

D. 全子宫及双侧附件切除，术后放疗

E. 右侧附件切除

9. 卵巢上皮性肿瘤不包括

A. 浆液性囊腺瘤　　　　B. 黏液性囊腺瘤　　　　C. 子宫内膜样肿瘤

D. 颗粒细胞瘤　　　　E. 透明细胞瘤

10. 女，30 岁。患卵巢肿瘤伴甲状腺功能亢进 4 年，如怀疑是由卵巢肿瘤引起，应考虑的肿瘤类型是

A. 高度特异性畸胎瘤　　B. 无性细胞瘤　　　　C. 卵泡膜细胞瘤

D. 颗粒细胞瘤　　　　E. 纤维瘤

11. 下列卵巢肿瘤对放射治疗最敏感的是

A. 浆液性囊腺瘤　　　　B. 黏液性囊腺瘤　　　　C. 未成熟畸胎瘤

D. 内胚窦瘤　　　　E. 无性细胞瘤

12. 下列卵巢肿瘤中，属于恶性的是

A. 浆液性囊腺瘤　　　　B. 黏液性囊腺瘤　　　　C. 皮样囊肿

D. 纤维瘤　　　　E. 内胚窦瘤

13. 卵巢肿瘤患者盆腔 X 线平片显示牙齿及骨骼的是

A. 内胚窦瘤　　　　B. 卵泡膜细胞瘤　　　　C. 纤维瘤

D. 颗粒细胞瘤　　　　E. 畸胎瘤

14. 女，18 岁，下腹疼痛 2 个月。盆腔 B 超检查提示子宫大小正常，宫旁左侧探及 6cm×5cm×5cm 大小肿物，边界清。血清 AFP 900μg/L。最可能的诊断是

A. 卵巢畸胎瘤　　　　B. 卵巢内胚窦瘤　　　　C. 卵巢颗粒细胞瘤

D. 卵巢卵泡膜细胞瘤　　E. 卵巢无性细胞瘤

15. 能分泌雌激素的卵巢肿瘤为

A. 无性细胞瘤　　　　B. 颗粒细胞瘤　　　　C. 黏液性囊腺瘤

D. 浆液性囊腺瘤　　　　E. 间质瘤

16. 女，47 岁。胃癌术后 2 年，下腹不适 3 个月。妇科检查：子宫正常大小，双侧附件区各触及一拳头大小的椭圆形包块，移动性浊音（－）。最可能的诊断是

A. 卵巢纤维瘤　　　　　B. 卵巢卵黄囊瘤　　　　C. 卵巢子宫内膜异位囊肿

D. 卵巢畸胎瘤　　　　　E. 卵巢库肯勃瘤

17. 容易引起子宫内膜增生的卵巢肿瘤是

A. 纤维瘤　　　　　　　B. 无性细胞瘤　　　　　C. 颗粒细胞瘤

D. 卵巢转移肿瘤　　　　E. 畸胎瘤

18. 52 岁妇女，绝经 6 年，阴道淋漓流血 10 天。查：右附件区扪及拳头大肿物，阴道脱落细胞检查提示雌激素影响。本例最可能的诊断应是

A. 纤维瘤　　　　　　　B. 浆液性囊腺瘤　　　　C. 良性囊性畸胎瘤

D. 黏液性囊腺瘤　　　　E. 卵泡膜细胞瘤

19. 卵巢纤维瘤伴胸腹水形成称为

A. Meniere 综合征　　　B. Down 综合征　　　　C. Meigs 综合征

D. Cushing 综合征　　　E. 类癌综合征

（20 ~ 22 题共用题干）

女，65 岁，腹胀伴食欲不振半年余。查体：腹部膨隆，移动性浊音（ + ）。妇科检查：宫颈光滑，盆腔可触及多个质硬结节，左侧附件区可触及包块，包块约 6cm × 5cm 大小，呈囊实性，界限不清。

20. 下列对该患者鉴别诊断价值最小的辅助检查是

A. 腹腔镜检查　　　　　B. 腹水查癌细胞　　　　C. 血肿瘤标志物检测

D. 消化道内镜检查　　　E. B 超检查

21. 若检查结果示 CA125 1260U/ml，最可能的诊断是

A. 生殖器结核　　　　　B. 子宫内膜异位症　　　C. 卵巢库肯勃瘤

D. 卵巢上皮性癌　　　　E. 乙状结肠癌转移

22. 该患者手术后首选的治疗是

A. 内分泌治疗　　　　　B. 抗结核治疗　　　　　C. 放射治疗

D. 化学药物治疗　　　　E. 生物治疗

（23 ~ 25 题共用题干）

女性，20 岁，未婚。突发下腹疼痛 1 天急诊入院。病史询问中否认性生活史，月经规律。直肠 – 腹部触诊扪及下腹部如拳头大小肿物，触痛明显。急诊行剖腹探查术，术中见左侧卵巢肿大，为囊实性包块，包膜完整，右侧附件及子宫外观无异常，行患侧附件切除术，快速病理示左卵巢未成熟畸胎瘤，分化 II 级。腹腔冲洗液未见癌细胞。

23. 该患者应选择的手术方式为

A. 患侧附件切除术

B. 患侧附件切除术 + 保留生育功能的分期手术

C. 双侧附件切除术

D. 患侧附件切除术 + 阑尾切除术

E. 子宫 + 双侧附件切除术

24. 患者术后病理诊断为左侧卵巢未成熟畸胎瘤Ⅱ级，病理分期ⅡA期。下一步处理方案为

    A. 随诊   B. 放疗   C. 化疗

    D. 内分泌治疗   E. 化疗 + 放疗

25. 若选择化疗，应选择的化疗方案是

    A. 顺铂   B. 顺铂 + 环磷酰胺

    C. 顺铂 + 环磷酰胺 + 阿霉素   D. 顺铂 + 依托泊苷

    E. 顺铂 + 依托泊苷 + 博来霉素

（26 ~ 27 题共用选项）

    A. 血清 β – hCG   B. 血清雌激素   C. 血清 CA125

    D. 血清 AFP   E. 血清雄激素

26. 卵巢内胚窦瘤标记物是

27. 卵巢浆液性囊腺癌最常用的肿瘤标记物是

（28 ~ 29 题共用选项）

    A. 上皮性肿瘤   B. 生殖细胞肿瘤   C. 性索间质肿瘤

    D. 转移性肿瘤   E. 非特异性间质肿瘤

28. 卵巢畸胎瘤属于

29. 卵巢颗粒细胞肿瘤属于

（30 ~ 31 题共用选项）

    A. 库肯勃瘤   B. 纤维瘤   C. 无性细胞瘤

    D. 畸胎瘤   E. 浆液性癌

30. 镜下可见典型印戒细胞的卵巢肿瘤是

31. 切除肿瘤后胸水、腹水可自行消失的卵巢肿瘤是

（32 ~ 33 题共用选项）

    A. 顺铂 + 阿霉素   B. 顺铂 + 拓扑替康   C. 卡铂 + 紫杉醇

    D. 卡铂 + 吉西他滨   E. 顺铂 + 博来霉素 + 依托泊苷

32. 上皮性卵巢癌的治疗首选

33. 卵巢恶性生殖细胞肿瘤的治疗首选

第二十四章　妊娠滋养细胞疾病

1. 葡萄胎最常见的症状是
   A. 子宫异常增大、变软　　B. 妊娠呕吐　　　　C. 停经后阴道流血
   D. 腹痛　　　　　　　　　E. 甲状腺功能亢进征象

2. 完全性葡萄胎和部分性葡萄胎的区别是
   A. 合体滋养层细胞增生
   B. 细胞滋养层细胞增生
   C. 绒毛因间质高度水肿而增大
   D. 绒毛间质内血管完全正常
   E. 前者间质内胎源性血管消失

3. 女，32岁。停经90天，阴道不规则流血伴下腹隐痛5天。妇科检查：宫底平脐，质软，未触及胎体，未闻及胎心及胎动。尿妊娠试验阳性。应首先考虑的诊断是
   A. 先兆流产　　　　　　B. 稽留流产　　　　C. 死胎
   D. 羊水过多　　　　　　E. 葡萄胎

4. 女，34岁，G_1P_0。停经48天，阴道流血3天伴下腹隐痛2天。平素月经规律，1周前自测尿妊娠试验阳性。体检发现宫口有血块堵塞，子宫增大如孕9周大小，质软，无压痛。妇科超声显示：宫腔内多发性暗区，呈"落雪状"。首先考虑的诊断是
   A. 先兆流产　　　　　　B. 难免流产　　　　C. 葡萄胎
   D. 侵蚀性葡萄胎　　　　E. 异位妊娠

5. 下列关于葡萄胎的处理措施，正确的是
   A. 应先备血，再吸宫
   B. 应先静滴缩宫素，再吸宫
   C. 应先化疗，再吸宫
   D. 应先吸氧，再吸宫
   E. 应先行子宫动脉栓塞，再吸宫

6. 葡萄胎患者清宫后最理想的避孕方法是
   A. 长效口服避孕药　　　　　　　　B. 短效口服避孕药
   C. 放置宫内节育器　　　　　　　　D. 避孕套
   E. 避孕针

7. 葡萄胎最常见的体征是

    A. 子宫异常增大、变软　　B. 妊娠呕吐　　　　　　C. 停经后阴道流血

    D. 腹痛　　　　　　　　　E. 甲状腺功能亢进征象

8. 葡萄胎清宫术后，不属于随访项目的是

    A. 妇科检查　　　　　　　B. 询问病史

    C. 血 β – hCG 定量测定　　D. 阴道脱落细胞学检查

    E. 胸部 X 线片或 CT 检查

9. 关于妊娠滋养细胞肿瘤的发生，下列说法正确的是

    A. 侵蚀性葡萄胎可继发于流产后

    B. 侵蚀性葡萄胎不会发生子宫外转移

    C. 绝经后妇女不会发生绒毛膜癌

    D. 绒毛膜癌可继发于足月妊娠或异位妊娠后

    E. 侵蚀性葡萄胎除继发于葡萄胎清宫后外，也可继发于足月妊娠后

10. 女，35 岁，剖宫产后 1 年余，不规则阴道流血 2 个月。血清 β – hCG 3×10^4 U/
    L。诊断性刮宫病理报告示成堆滋养细胞浸润及出血坏死。该病最常见的转移
    部位是

    A. 脑　　　　　　　　　　B. 肝　　　　　　　　　C. 肺

    D. 骨　　　　　　　　　　E. 阴道

11. 绒毛膜癌常见的转移部位依次是

    A. 肺、盆腔、肝、脑、阴道

    B. 肺、阴道、盆腔、肝、脑

    C. 肺、脑、盆腔、肝、阴道

    D. 阴道、肺、盆腔、肝、脑

    E. 肺、肝、阴道、盆腔、脑

12. 胎盘部位滋养细胞肿瘤免疫组化染色增强的标记物是

    A. CA125　　　　　　　　B. AFP　　　　　　　　C. LDH

    D. CEA　　　　　　　　　E. HPL

13. 绒毛膜癌与侵蚀性葡萄胎主要的鉴别依据是

    A. 尿 hCG 阳性

    B. 病理检查无绒毛结构

    C. 有卵巢黄素化囊肿

    D. 胸部 X 线片有棉团状阴影

    E. 阴道有紫蓝色转移结节

14. 女，26 岁，人工流产术后 3 个月出现阴道流血。B 超检查可见子宫肌壁有不均
    匀密集光点或蜂窝状暗区。患者属于

A. 吸宫不全　　　　　B. 侵蚀性葡萄胎　　　C. 葡萄胎

D. 绒癌　　　　　　　E. 异位妊娠

15. 女，25岁。葡萄胎清宫术后13个月，阴道流血2周。妇科检查：阴道口处见一直径2cm紫蓝色结节，子宫稍大，质软，双侧附件正常，胸部X线片未见异常。尿妊娠试验（+）。阴道病灶组织病理检查见成堆高度增生滋养细胞，无绒毛结构。最有可能的诊断是

A. 侵蚀性葡萄胎　　　B. 阴道癌　　　　　　C. 绒毛膜癌

D. 子宫内膜异位症　　E. 葡萄胎

16. 侵蚀性葡萄胎首选的治疗方法是

A. 化学治疗　　　　　B. 病灶切除术　　　　C. 放射治疗

D. 广泛性子宫切除术　E. 全子宫切除术

17. 女，26岁。自然流产后2个月，阴道不规则出血10天。妇科检查：阴道右侧壁紫蓝结节，直径约0.5cm，子宫增大，质软。血hCG为380000U/L。最可能的诊断是

A. 葡萄胎　　　　　　B. 不全流产　　　　　C. 胎盘部位滋养细胞肿瘤

D. 侵蚀性葡萄胎　　　E. 绒毛膜癌

（18～19题共用题干）

女，28岁。平时月经规律，现停经2个月，阴道不规则流血10余天，偶有轻微腹痛。妇检：子宫如孕3月大小，双侧附件区均扪及直径约5cm×6cm肿物。

18. 本例双侧附件区肿物最有可能是

A. 输卵管结核　　　　B. 输卵管积水　　　　C. 卵巢畸胎瘤

D. 卵巢纤维瘤　　　　E. 卵巢黄素化囊肿

19. 治疗方案应是

A. 行吸宫术清除宫腔内容物

B. 静滴缩宫素使宫腔内容物排出

C. 预防性化疗

D. 行子宫切除术

E. 行子宫切除术，随后化疗

（20～21题共用题干）

女，26岁。人流术后5个月，阴道不规则出血20天，伴头晕、乏力3天，近2天出现胸痛、咯血。妇科检查：子宫如孕7周大小，质软，有轻度压痛，双侧附件可触及囊性肿物，直径均约5cm大小，胸部X线摄片提示双下肺多发结节影。

20. 为明确诊断，首选的检查是

A. 血β-hCC　　　　　B. 血常规　　　　　　C. B超

D. 痰细胞学检查　　　E. 诊断性刮宫

21. 确诊后首选的治疗方法是

    A. 放疗   B. 化疗   C. 内分泌治疗

    D. 子宫切除术   E. 子宫切除术 + 双侧附件切除术

(22 ~ 23 题共用题干)

已婚妇女，32 岁。1 年前曾人工流产并行绝育术，近 3 月阴道不规则流血。妇科检查：子宫稍大，双附件区未见异常，尿 hCG（＋）。胸片见右肺有直径 1cm 的两个阴影，边缘模糊。

22. 该患者最可能的诊断是

    A. 侵蚀性葡萄胎   B. 绒毛膜癌   C. 异位妊娠

    D. 不全流产   E. 月经失调

23. 首选处理应为

    A. 刮宫术   B. 后穹隆穿刺术   C. 子宫全切术

    D. 化学药物治疗   E. 腹腔镜检查

(24 ~ 26 题共用题干)

女性，28 岁，平时月经规律，此次停经 50 天，行人工流产术，术中见绒毛，术后至今已经 3 周余，阴道仍然淋漓出血。4 年前曾患侵蚀性葡萄胎行化疗。妇科检查：子宫丰满，前壁凸，质软，无压痛，活动好。彩超示前壁肌层有局限丰富血流信号，宫腔内未见有占位病灶。

24. 为明确诊断，首选的检查应是

    A. 腹腔镜   B. 孕激素撤退试验   C. 刮宫

    D. 血清 hCG 测定   E. 宫腔镜

25. 此例尿 hCG 测定为阳性，最可能的诊断是

    A. 不全流产   B. 月经不调   C. 肌壁间子宫肌瘤

    D. 绒毛膜癌   E. 侵蚀性葡萄胎复发

26. 本例行肺 X 线胸部摄片未见异常，其最佳治疗方案为

    A. 全子宫 + 双附件切除

    B. 全子宫切除 + 淋巴清扫

    C. 全身化疗

    D. B 超下局部注射抗癌药物

    E. 全子宫切除

第二十五章　生殖内分泌疾病

第一节　异常子宫出血

1. 无排卵性异常子宫出血患者诊断性刮宫的病理结果，不可能出现的项目为
   A. 分泌期与增生期内膜并存　　　　　B. 子宫内膜单纯型增生
   C. 子宫内膜复杂型增生　　　　　　　D. 萎缩型子宫内膜
   E. 增生期子宫内膜

2. 下列关于无排卵性异常子宫出血的描述，正确的是
   A. 血清雌激素呈持续低水平　　　　　B. 血 FSH 呈持续高水平
   C. 血 LH 不出现陡直高峰　　　　　　D. 血清雌激素呈持续高水平
   E. 血清孕激素呈持续高水平

3. 女，43 岁。近 2～3 年月经不调，表现为周期延长，经量增多且淋漓不净。此次停经 3 个月，阴道流血 10 余天，量多，给予诊刮止血，刮出物病理学检查为子宫内膜复杂性增生。最可能的诊断是
   A. 黄体功能不足　　　　　　　　　　B. 子宫内膜不规则脱落
   C. 子宫内膜炎　　　　　　　　　　　D. 子宫内膜癌前病变
   E. 无排卵性异常子宫出血

4. 疑为无排卵性异常子宫出血患者，取内膜活检的时间是
   A. 月经第 1 天　　　B. 月经第 5 天　　　C. 月经干净后 3 天
   D. 月经周期中间　　　E. 月经来潮 6 小时内

5. 了解子宫内膜周期性变化最可靠的诊断依据是
   A. 血清雌激素测定　　　B. 宫颈黏液检查　　　C. 尿雌二醇测定
   D. 基础体温测定　　　E. 诊断性刮宫

6. 与检查排卵无关的项目是
   A. 基础体温呈双相曲线
   B. 测定黄体酮值，其浓度≥3ng/ml
   C. 子宫内膜呈分泌期改变
   D. 卵巢内黄体形成
   E. 子宫内膜脱落

7. 女，16 岁。月经周期紊乱 1 年，经量多少不一，经期长短不定，基础体温单

相。首先考虑的诊断是

  A. 卵巢早衰   B. 子宫内膜异位症

  C. 排卵性异常子宫出血   D. 特纳综合征

  E. 无排卵性异常子宫出血

8. 女，13岁。月经初潮后1年，月经周期1~4个月，经量多，伴血块。此次行经已8天，量仍多。主要止血措施是

  A. 大剂量雄激素   B. 大剂量雌激素   C. 小剂量孕激素

  D. 抗纤溶及促凝药物   E. 诊断性刮宫术

9. 青春期异常子宫出血的治疗原则

  A. 减少出血，促使卵巢排卵

  B. 止血，调整周期，促进排卵

  C. 止血，调整周期

  D. 促进黄体功能，促进排卵

  E. 促进内膜剥脱，调整月经周期

10. 46岁妇女。月经周期延长，经量增多及经期延长，此次月经量多且持续12天。妇科检查子宫稍大稍软。本例有效的止血措施是

  A. 静注立止血（6-氨基己酸）   B. 口服大剂量雌激素

  C. 口服大量安宫黄体酮   D. 口服甲基睾丸素

  E. 行刮宫术

11. 女，36岁。结婚8年未孕，月经规律，周期22天，经期5~6天，无痛经。基础体温为双相型，高温相为8天。月经来潮后6小时子宫内膜活检，病理检查结果最可能是

  A. 子宫内膜单纯性增生   B. 萎缩型子宫内膜

  C. 分泌期子宫内膜腺体分泌不良   D. 分泌期与增殖期内膜并存

  E. 增殖期子宫内膜

12. 子宫内膜不规则脱落的病理特点为

  A. 子宫内膜呈增生性反应

  B. 子宫内膜显示反应不良，腺体与间质不同步

  C. 子宫内膜萎缩，腺体少而小，间质致密

  D. 子宫内膜部分腺上皮呈异型改变，间质减少

  E. 子宫内膜表现为混合型，残留的分泌期内膜与新增生的混合共存

13. 考虑黄体萎缩不全，诊断性刮宫时间应在

  A. 月经干净后5天   B. 月经第5天   C. 月经来潮24小时内

  D. 月经来潮12小时内   E. 随时刮宫

14. 28岁，女性，产后6个月，月经周期缩短，妇科检查无异常。基础体温曲线

呈双相型，提示

 A. 无排卵型功血   B. 子宫内膜不规则脱落

 C. 黄体功能不足   D. 早期妊娠

 E. 不能确定诊断

15. 下丘脑－垂体－卵巢轴的调节存在反馈作用，下列表述错误的是

 A. 卵泡在 LH 分泌高峰时排卵

 B. 下丘脑通过门脉循环与垂体前叶密切联系

 C. FSH 有刺激卵泡生长发育的功能

 D. 下丘脑分泌促性腺激素释放激素作用于垂体

 E. 卵泡成熟雌激素高峰对 GnRH 分泌产生正反馈作用，触发 LH、FSH 高峰

(16～17 题共用题干)

女，18 岁。月经不规律 2 年，阴道大量流血 2 周，贫血貌。B 超示子宫及双侧附件未见异常，血 FSH、LH、T、PRL 水平正常。

16. 该患者最可能的诊断是

 A. 子宫内膜异位症   B. 卵巢功能性肿瘤

 C. 异常子宫出血   D. 多囊卵巢综合征

 E. 子宫内膜癌

17. 经过治疗血止并撤退性出血后，首选的治疗是

 A. 雌激素治疗   B. 雌孕激素序贯疗法

 C. 孕激素治疗   D. 雄激素治疗

 E. 氯米芬促排卵治疗

(18～20 共用题干)

女，48 岁，G_2P_2。月经周期紊乱、潮热 1 年，阴道流血 35 天，伴头晕、乏力 10 天。妇科检查见宫颈轻度柱状上皮异位，无接触性出血，子宫大小、形态正常，双侧附件区未触及异常。超声检查子宫内膜厚 0.8cm，无血流信号。

18. 该患者最可能的诊断是

 A. 异位妊娠   B. 子宫内膜炎   C. 宫颈 HSIL

 D. 子宫颈鳞癌   E. 异常子宫出血

19. 对明确诊断最有价值的检查是

 A. 诊断性刮宫   B. HPV 检测   C. 尿妊娠试验

 D. 性激素水平测定   E. 宫颈细胞学检查

20. 若诊断成立，首选的治疗是

 A. 腹腔镜探查术   B. 抗炎治疗   C. 宫颈锥切

 D. 广泛性子宫切除术   E. 性激素类药物治疗

(21～22 题共用选项)

A. 基础体温单相，无低温相
B. 基础体温单相，无高温相
C. 基础体温双相，低温相短
D. 基础体温双相，高温相短
E. 基础体温双相，高温相下降缓慢

21. 青春期无排卵性异常子宫出血的体温特点是

22. 黄体功能不足的体温特点是

(23～25 题共用选项)

A. 月经 5～6 天刮宫子宫内膜呈增生和分泌并存

B. 月经 5～6 天刮宫子宫内膜呈分泌性

C. 经前诊断性刮宫子宫内膜呈增生性

D. 经前诊断性刮宫子宫内膜呈蜕膜反应

E. 经前诊断性刮宫子宫内膜呈分泌不良

23. 无排卵性异常子宫出血子宫内膜的表现是

24. 卵巢黄体功能不足子宫内膜的表现是

25. 黄体萎缩不全患者月经 5～6 天刮宫的病理表现

第二节 闭 经

1. 闭经分类不包括

A. 垂体性闭经   B. 子宫性闭经   C. 卵巢性闭经

D. 阴道性闭经   E. 下丘脑性闭经

2. 最常见的闭经类型是

A. 子宫性闭经   B. 卵巢性闭经   C. 垂体性闭经

D. 下丘脑性闭经   E. 原发性闭经

3. 下列疾病属于下丘脑性闭经的是

A. 颅咽管瘤   B. 空蝶鞍综合征   C. 子宫内膜炎

D. 卵巢早衰   E. Asherman 综合征

4. Asherman 综合征属于

A. 子宫性闭经   B. 卵巢性闭经   C. 垂体性闭经

D. 下丘脑性闭经   E. 精神性闭经

5. 诊断子宫性闭经的依据是

A. 注射黄体酮有撤退性出血

B. 注射黄体酮无撤退性出血

C. 雌、孕激素试验无撤退性出血

D. 雌孕激素试验有撤退性出血

E. 注射雌激素有撤退性出血

6. 闭经患者用孕激素治疗出现撤药性阴道流血，提示

    A. 子宫内膜呈萎缩型

    B. 子宫内膜有结核病灶

    C. 体内缺乏雌激素

    D. 子宫内膜对雌激素不起反应

    E. 子宫内膜已受雌激素影响

7. 下列促排卵的药物不包括

    A. 卵泡刺激素   B. 孕激素   C. 尿促性素

    D. 氯米芬   E. 绒促性素

8. 女，31 岁。2 年前分娩时发生出血性休克，至今无月经，自觉畏寒、嗜睡、性欲低下。妇科检查提示子宫明显小于正常，引起该患者闭经的病变部位在

    A. 下丘脑   B. 甲状腺   C. 子宫

    D. 卵巢   E. 垂体

9. 女性，20 岁。继发性闭经 9 个月，检查卵巢不大，每日肌注黄体酮注射液 20mg，连用 5 天，停药后阴道流血。再静注 GnRH 100μg 后 45 分钟，血 LH 值增高近 3 倍。本例闭经的病变部位应在

    A. 下丘脑   B. 腺垂体   C. 卵巢

    D. 子宫   E. 肾上腺

10. 女，18 岁。身高 1.40 米，月经一直未来潮。智力正常，第二性征未发育，血 FSH 升高，雌二醇水平低下。最可能的诊断是

    A. 多囊卵巢综合征   B. 雄激素不敏感综合征

    C. 唐氏综合征   D. 特纳综合征

    E. 希恩综合征

11. 36 岁，已婚妇女，闭经 8 个月。查子宫稍小，肌注黄体酮 20mg，连用 3 天，未见撤药性流血，再给予己烯雌酚 1mg 连服 20 天后 3 天加用安宫黄体酮 10mg，出现撤药性流血。本例应诊断为

    A. 子宫性闭经   B. 一度闭经   C. 二度闭经

    D. 垂体性闭经   E. 下丘脑性闭经

12. 女，36 岁。月经稀发 3 年，停经 1 年。实验室检查：血 FSH 48 U/L，雌激素 3pg/ml。最可能的诊断为

    A. 子宫内膜不规则脱落   B. 卵巢早衰

    C. 黄体功能不足   D. 多囊卵巢综合征

    E. 子宫内膜异位症

13. 女，31 岁，停经 8 个月，孕激素试验有出血，血 FSH、LH 正常。垂体兴奋试

验 LH 不增高。诊断为"继发性闭经"。该患者最有可能的病变部位是

A. 甲状腺　　　　　　B. 卵巢　　　　　　　C. 下丘脑

D. 垂体　　　　　　　E. 子宫

(14~16 题共用题干)

女，36 岁。近 2 年来月经周期延长，闭经 6 个月，既往月经规律。查体：子宫双侧附件未见明显异常，乳房挤压有乳汁分泌。盆腔 B 超未见异常。

14. 该患者最可能的诊断是

A. 特纳综合征

B. 雄激素分泌不敏感综合征

C. 希恩综合征

D. 闭经 – 溢乳综合征

E. 多囊卵巢综合征

15. 对该疾病诊断有价值的血清学指标是

A. 孕激素　　　　　　B. 绒毛膜促性腺激素　　　　C. 泌乳素

D. 雄激素　　　　　　E. 雌激素

16. 主要的治疗药物是

A. 澳隐亭　　　　　　B. 多巴胺　　　　　　C. 克罗米芬

D. GnRH – a　　　　　E. 黄体酮

第三节　多囊卵巢综合征

1. 下列符合多囊卵巢综合征内分泌特点的是

A. 空腹胰岛素水平降低　B. E1/E2 <1　　　　　C. LH/FSH≥2

D. FSH、LH 值均 <5U/L　E. PRL 正常，FSH > 40 U/L

2. 多囊卵巢综合征的常见月经改变是

A. 月经稀发

B. 月经频发

C. 月经周期正常，经量过少

D. 月经周期正常，经量过多

E. 月经周期正常，经期延长

3. 下列关于多囊卵巢综合征卵巢的病理变化的描述，正确的是

A. 双侧卵巢均匀性萎缩

B. 卵巢表面坚韧，呈灰白色，包膜增厚

C. 卵巢有 5 个及以上囊性卵泡

D. 卵泡直径多小于 1mm

E. 卵巢切面见包膜均匀性变薄

4. 多囊卵巢综合征患者行诊断性刮宫时机应选在

    A. 月经第 2 天　　　　　　B. 月经第 4 天　　　　　　C. 月经干净后 3 ~ 5 天

    D. 在月经前数日或月经来潮 6 小时内　　　　　E. 无特殊要求

5. 下列哪项不是多囊卵巢综合征常见临床表现

    A. 月经稀发、闭经　　　　B. 多毛、痤疮　　　　　　C. 不孕

    D. 痛经　　　　　　　　　E. 黑棘皮症

（6 ~ 7 题共用题干）

女，28 岁。婚后 5 年未孕，月经稀发，肥胖，多毛。妇科检查：子宫未见异常，双侧卵巢稍大，基础体温单相。

6. 该患者最可能的诊断是

    A. 子宫内膜异位症　　　　B. 生殖器结核　　　　　　C. 多囊卵巢综合征

    D. 卵巢早衰　　　　　　　E. 无排卵性异常子宫出血

7. 该患者促排卵治疗，需要注意防止的并发症是

    A. 肝脏损害　　　　　　　　　　　　　　　　B. 卵巢早衰

    C. 卵泡黄素化未破裂综合征　　　　　　　　　D. 卵巢过度刺激综合征

    E. 肾功能损害

第四节　痛　经

1. 下列与痛经无关的疾病是

    A. 子宫内膜异位症　　　　B. 子宫腺肌病　　　　　　C. 异常子宫出血

    D. 子宫黏膜下肌瘤　　　　E. 慢性盆腔炎

第五节　绝经综合征

1. 围绝经期器官功能发生变化最早的是

    A. 卵巢功能衰退　　　　　B. 下丘脑功能衰退

    C. 垂体功能衰退　　　　　D. 卵巢分泌雌激素增加

    E. 下丘脑分泌促性腺激素释放激素减少

2. 绝经期与雌激素下降无关的是

    A. 潮热　　　　　　　　　B. 易怒　　　　　　　　　C. 子宫内膜增生

    D. 性交困难　　　　　　　E. 骨质疏松

3. 女，50 岁。近 1 年月经不规律，月经周期延长，经量减少，伴潮热、出汗。查体：外阴、阴道黏膜菲薄，宫颈及子宫萎缩。对该患者体内激素水平阐述正确

的是

A. 雌激素下降，孕激素上升，促性腺激素上升

B. 雌激素上升，孕激素上升，促性腺激素上升

C. 雌激素下降，孕激素下降，促性腺激素下降

D. 雌激素下降，孕激素下降，促性腺激素上升

E. 雌激素下降，孕激素上升，促性腺激素下降

4. 女，50 岁。月经稀发 1 年，停经 6 个月。近 8 个月来有潮热，汗多，入睡困难。
B 超发现左卵巢囊肿，直径 2cm。子宫内膜活检病理结果显示：子宫内膜息肉。
引起患者不适的原因是

A. 左卵巢囊肿   B. 绝经综合征   C. 神经官能症

D. 子宫内膜息肉   E. 月经不调

第二十六章　不孕症与辅助生殖技术

1. 诊断不孕症的依据为

   A. 女性，无避孕性生活至少 12 个月而未孕

   B. 结婚 2 年，未避孕，未孕

   C. 结婚 3 年，未避孕，自然流产后未孕

   D. 结婚 4 年，避孕套避孕，近 2 年未避孕未孕

   E. 结婚 4 年，人工流产 1 次，近 2 年未避孕未孕

2. 最常见的女性不孕因素是

   A. 宫体因素　　　　　B. 精神因素　　　　　C. 阴道因素

   D. 输卵管因素　　　　E. 宫颈因素

3. 29 岁妇女，结婚 3 年不孕。基础体温曲线呈单相型，经前 5 天取宫颈黏液，其
   特征应是

   A. 量少黏稠　　　　　B. 量少稀薄　　　　　C. 量多黏稠

   D. 量多稀薄　　　　　E. 量极少，不易取出

4. 女，30 岁。结婚 5 年未孕，经量减少 2 年，伴下腹坠胀。既往有肺结核史。妇
   科检查：子宫后倾后屈，活动受限，形状不规则，双附件区可触及形状不规则
   包块，质硬，表面不平。下列哪项无助于诊断

   A. 诊断性刮宫

   B. 腹部 X 线片

   C. 子宫输卵管碘油造影

   D. 宫腔分泌物结核菌培养

   E. 基础体温测定

5. 下列不属于卵巢功能检查范畴的是

   A. 宫颈细胞学检查　　　B. 性激素测定　　　　C. 宫颈黏液检查

   D. 基础体温测定　　　　E. 月经期前子宫内膜活组织检查

6. 女，32 岁。婚后 3 年不孕。患者平素月经规律，妇科检查未发现异常，内分泌
   检查正常，造影示双侧输卵管堵塞。适宜的辅助生殖技术是

   A. 配子输卵管内移植　　　　　　　　　B. 胞浆内单精子注射

   C. 植入前遗传学诊断技术　　　　　　　D. 体外受精与胚胎移植

   E. 人工授精

7. 女性 33 岁，结婚 3 年性生活正常，2 年前有一次人工流产史。近 2 年来未避孕

但未怀孕。丈夫精液检查正常，女方基础体温双相，B 超监测在月经周期第 12 天卵巢上有 18mm×19mm 的优势卵泡。盆腔检查子宫及附件均未发现异常。下一步的检查应该是

A. 子宫输卵管造影
B. 性交后试验
C. 腹腔镜检查
D. CT 或 MRI 的盆腔扫描
E. 抗精子抗体检查

（8～9 题共用题干）

女，28 岁，结婚 3 年未孕，月经规律。妇科检查：子宫正常大，双侧附件正常。男方精液检查正常。

8. 本例应首先进行的检查是

A. 阴道脱落细胞学检查
B. 输卵管通畅检查
C. 宫颈黏液涂片
D. 子宫内膜病理检查
E. 子宫造影

9. 若经检查诊断为黄体发育不良，最恰当的内分泌治疗是

A. 雌激素治疗
B. 排卵后黄体酮治疗
C. 人工周期
D. 少量肾上腺皮质激素
E. 口服溴隐亭

（10～11 题共用题干）

29 岁妇女，结婚 5 年，性生活正常，未避孕但未怀孕。精液常规、盆腔双合诊、排卵监测、输卵管造影等均未发现明显异常。血清抗精子抗体曾有"阳性"后转"阴性"。

10. 本患者下一步的辅助检查手段可以考虑

A. 子宫输卵管碘油造影试验及阴道镜检查
B. 腹腔镜检查
C. 宫腔镜检查
D. 子宫颈细胞学检查
E. 子宫内膜活组织检查

11. 可能的诊断应该是

A. 继发性不明原因不孕症
B. 原发性免疫性不孕症
C. 原发性不明原因不孕症
D. 继发性免疫性不孕症
E. 以上诊断均不是

（12～15 题共用题干）

30 岁妇女，结婚 7 年，性生活正常，青春期开始月经不调。近 3 年来，月经周期 35～45 天，经量少。基础体温单相。未避孕也未怀孕。精液常规和输卵管造影等检查均未发现异常。超声检查发现子宫底浆膜层有直径 1.5cm 的肌瘤。近 3 年来体重增加 10kg。

12. 本例不孕最可能的原因是

A. 子宫内膜异位症
B. 子宫肌瘤
C. 免疫性不孕

D. 排卵障碍　　　　　　E. 不明原因不孕

13. 为明确诊断，下一步的检查方法是

　　A. 宫腔镜检查　　　　　B. 性交后试验　　　　　C. 阴道镜检查

　　D. 子宫内膜活组织检查　E. 阴道 B 型超声监测卵泡

14. 若 B 型超声提示双侧卵巢未见优势卵泡，各见多枚小窦卵泡。主要的治疗方法是

　　A. 输卵管造口术　　　　B. 卵巢楔形切除术　　　C. 药物诱导排卵

　　D. 子宫内膜活检　　　　E. 子宫肌瘤剔除术

15. 本例首选的药物是

　　A. 氯米酚　　　　　　　B. 雌激素　　　　　　　C. 黄体酮

　　D. 维生素 E　　　　　　E. 甲状腺素

第二十七章　计划生育

第一节　避　孕

1. 宫内节育器的作用原理主要是

   A. 阻碍受精　　　　　B. 干扰受精卵着床　　　C. 抗孕激素

   D. 抗雌激素　　　　　E. 抑制排卵

2. 下列属于节育器放置适应证的是

   A. 月经过多　　　　　B. 宫颈内口松弛　　　　C. 子宫脱垂

   D. 剖宫产术后半年　　E. 生殖道炎症

3. 下列情况可以放置宫内节育器的是

   A. 流产后 2 个月　　　B. 产后 4 周　　　　　　C. 宫腔 < 5.5cm

   D. 宫腔 > 9.0cm　　　 E. 心功能 Ⅲ 级

4. 下列不宜放置宫内节育器的是

   A. 阴道炎治疗中　　　　B. 月经干净后 3 ~ 7 天

   C. 哺乳期已排除早孕　　D. 人工流产术后

   E. 剖宫产术后半年，月经已复潮

5. 下列不是宫内节育器放置禁忌证的是

   A. 月经稀发　　　　　B. 生殖道急、慢性炎症　C. 生殖器肿瘤

   D. 宫颈内口松弛　　　E. 子宫畸形

6. 下列不属于宫内节育器取出适应证的是

   A. 带器妊娠　　　　　　　　　　　　　B. 计划再生育

   C. 绝经 2 年者　　　　　　　　　　　　D. 放置期已满，需要更换

   E. 副反应治疗无效

7. 放置宫内节育器并发症不包括

   A. 感染　　　　　　　B. 出血　　　　　　　　C. 子宫穿孔

   D. 腰酸　　　　　　　E. 闭经

8. 放置宫内节育器的注意事项不包括

   A. 术后休息 3 天

   B. 术后 2 周禁性交及盆浴

   C. 带铜节育器可放置 5 年

D. 术后未见尾丝应行超声检查

E. 术后月经来潮注意节育器有无脱落

9. 女，25 岁。结婚 2 个月，月经规律，量较多。查体未见异常。近两年无生育计划，其不宜选用的避孕方法是
   A. 外用避孕栓　　　　　B. 宫内节育器　　　　　C. 短效口服避孕药
   D. 男用避孕套　　　　　E. 阴道避孕药环

10. 女，48 岁。放置宫内节育器（IUD）10 年，不规则阴道流血 3 个月。妇科检查：宫颈光滑，宫颈细胞学检查无异常。首选处理方法是
    A. 止血药治疗　　　　　　　　　　　　B. 抗感染治疗
    C. 取出 IUD + 诊断性刮宫术　　　　　D. 取出 IUD + 抗感染治疗
    E. 人工周期治疗

11. 甾体激素避孕药的避孕机制不包括
    A. 改变宫颈黏液的性状　　　　　　　　B. 影响输卵管生理功能
    C. 阻止精子与卵子的结合　　　　　　　D. 抑制排卵
    E. 改变子宫内膜形态与功能

12. 下列不属于短效口服避孕药禁忌证的是
    A. 哺乳期　　　　　B. 慢性宫颈炎　　　　　C. 乳癌根治术后
    D. 血栓性静脉炎　　E. 乙型病毒性肝炎

13. 32 岁经产妇，曾足月分娩 2 次。月经周期正常，经量中等。妇科检查：阴道前后壁明显膨出，宫颈糜烂样改变，宫颈口松，子宫后倾，正常大，附件未见异常。患者要求避孕，最合适的避孕方法是
    A. 安全期避孕　　　　　B. 阴茎套避孕　　　　　C. 外用避孕药
    D. 宫内节育器　　　　　E. 口服短效避孕药

14. 下列为复方短效口服避孕药副作用的是
    A. 能引起月经量增多，不适用于经量偏多的妇女
    B. 孕激素引起宫颈黏液量增多致白带增多
    C. 体重减轻系因食欲不佳、进食少
    D. 能使水钠潴留
    E. 孕激素刺激胃黏膜致类早孕反应

15. 45 岁妇女。患 II 度子宫脱垂伴阴道前后壁明显膨出。2 个月前患乙型肝炎住院治疗 50 天，现来院咨询避孕方法。应选用
    A. 宫内节育器　　　　　B. 口服避孕药　　　　　C. 安全期避孕
    D. 外用避孕药膜　　　　E. 男用阴茎套

16. 女性，35 岁，G_2P_2，慢性肝炎病史 3 年。妇科检查宫颈严重柱状上皮异位改变，子宫正常大小，要求避孕，应首选

A. 避孕套　　　　　B. 短效避孕药　　　　C. 阴道隔膜避孕

D. 宫内节育器　　　E. 安全期避孕

17. 下列避孕方法中最不可靠的是

A. 宫内节育器　　　B. 避孕套　　　　　　C. 安全期避孕

D. 皮埋避孕法　　　E. 短效避孕药

第二节　计划生育相关的输卵管手术

1. 输卵管绝育术的作用是

A. 抑制排卵　　　　B. 杀灭精子　　　　　C. 阻止精子与卵子相遇

D. 降低宫颈黏液的黏稠度　　　　　　　　E. 降低精子成活率

2. 最适于进行输卵管结扎术的时间是

A. 月经来潮前 3~4 天　　　　　　　　　B. 足月产后 14 天

C. 难产后 72 天　　　　　　　　　　　　D. 人工流产术后 3 天

E. 月经干净后 3~4 天

3. 输卵管绝育术并发症不包括

A. 子宫内膜异位症　B. 肠粘连　　　　　　C. 出血与血肿

D. 月经异常　　　　E. 脏器损伤

4. 女，35 岁，妊娠 4 个月。患风湿性心脏病 25 年，心功能 Ⅲ 级。曾因"风湿性心脏病"行人工流产术 4 次。拟行中期剖宫取胎术，术后为防止再次妊娠，最佳的避孕方法是

A. 长效口服避孕药　B. 输卵管结扎术　　　C. 避孕套

D. 宫内节育器　　　E. 短效口服避孕药

第三节　避孕失败的补救措施

1. 人工流产负压吸宫术适用于妊娠时间最多不超过妊娠

A. 6 周　　　　　　B. 8 周　　　　　　　C. 10 周

D. 12 周　　　　　 E. 14 周

2. 下列属于人工流产负压吸引术禁忌证的是

A. 哺乳期　　　　　B. 慢性宫颈炎　　　　C. 剖宫产术后 1 年

D. 妊娠 9 周　　　　E. 间隔 4 小时两次体温超过 37.5℃

3. 关于人工流产术注意事项，下列说法错误的是

A. 仔细检查吸出物，测量出血量及吸出物容量，必要时送病理检查

B. 术时注意无菌操作，防止感染及子宫穿孔

C. 术后两月内禁盆浴及性生活

D. 术后在观察室休息 2 小时

E. 吸宫时吸头进出宫颈管应关闭负压

4. 人工流产术的近期并发症不包括

A. 子宫穿孔   B. 宫腔粘连   C. 出血

D. 人工流产综合征   E. 羊水栓塞

5. 初孕妇，25 岁，现妊娠 9 周，半年前曾因感冒诱发心力衰竭。查体：心率 110 次/分，心尖部闻及舒张期杂音，肝肋下可触及。该患者正确的处理措施是

A. 继续妊娠，不需特殊治疗

B. 继续妊娠，增加产前检查次数

C. 终止妊娠，行钳刮术

D. 继续妊娠，需口服地高辛

E. 终止妊娠，行负压吸引术

6. 女，27 岁。妊娠 7 周行人工流产负压吸引术，术者突觉"无底"感，患者随即感下腹部剧烈疼痛，伴恶心，心率 75 次/分。首先应考虑的诊断是

A. 失血性休克   B. 流产不全   C. 子宫穿孔

D. 羊水栓塞   E. 人工流产综合征

7. 人工流产术后 12 天，仍有较多阴道流血，首先应考虑的是

A. 子宫穿孔   B. 子宫复旧不良   C. 吸宫不全

D. 子宫内膜炎   E. 子宫绒毛膜癌

8. 患者人工流产术后 14 天，仍阴道流血较多，伴下腹疼痛，体温 38.5℃。双合诊子宫略大，呈球形，压痛明显。应考虑诊断是

A. 吸宫不全   B. 吸宫不全并发感染   C. 漏吸

D. 输卵管妊娠   E. 人工流产综合征

9. 女性，27 岁。停经 46 天，人工流产术中诉心悸、胸闷，面色苍白，测血压 90/60mmHg，心率 56 次/分。首先考虑为

A. 漏吸   B. 羊水栓塞   C. 子宫穿孔

D. 人工流产综合征   E. 吸宫不全

10. 29 岁，女性。人工流产术中突感胸闷、头晕、恶心。查体：面色苍白，大汗淋漓，血压 70/50mmHg，脉搏 50 次/分。此时应首先给予

A. 输血输液   B. 阿托品静脉注射

C. 苯巴比妥钠肌内注射   D. 迅速清除宫腔内容物

E. 阿拉明静脉滴注

11. 米非司酮终止早孕的机制是

A. 抗雌激素   B. 抑制子宫收缩   C. 抗孕激素

D. 抑制子宫胶原合成   E. 兴奋子宫肌

（12～13 题共用题干）

女，24 岁。停经 6 周诊断为早孕，行人工流产术，吸宫后探宫腔发现探不到宫底，出血不多，自述心悸，轻度腹痛及恶心。

12. 该患者最可能的诊断是

    A. 子宫畸形　　　　　　B. 子宫穿孔　　　　　　C. 人工流产综合征

    D. 羊水栓塞　　　　　　E. 葡萄胎

13. 此时该患者首选的处理方法是

    A. 吸氧，给予升压药　　　　　　　　B. 继续手术，清空子宫

    C. 暂停手术，密切观察病情　　　　　D. 静脉注射阿托品

    E. 立即行剖腹探查术

（14～15 题共用题干）

女，28 岁，停经 44 天，尿妊娠试验阳性，要求行人工流产术。术前妇科检查：子宫体后倾位，稍大，稍软。术中探宫腔 9cm，吸出物未见绒毛，出血少。

14. 本例吸出的组织最可能为

    A. 葡萄胎　　　　　　　B. 蜕膜组织　　　　　　C. 子宫内膜息肉

    D. 增生期子宫内膜　　　E. 分泌期子宫内膜

15. B 型超声显示妊娠囊在宫底部，此时诊断应为

    A. 漏吸　　　　　　　　B. 吸宫不全　　　　　　C. 宫腔感染

    D. 子宫畸形　　　　　　E. 子宫穿孔

第四节　避孕节育措施的选择

1. 关于哺乳期避孕，下列说法正确的是

    A. 不需避孕　　　　　　　　　　　　B. 应采用避孕药物

    C. 最好使用工具避孕　　　　　　　　D. 使用埋植避孕剂

    E. 剖宫产术后半年，顺产后 3 个月方可放置 IUD

2. 新婚夫妇欲婚后 1 年计划怀孕，最好的避孕方法是

    A. 安全期避孕　　　　　B. 口服短效避孕药　　　C. 放置宫内节育器

    D. 皮下埋植　　　　　　E. 阴茎套

3. 女，26 岁，产后 42 天复查，要求进行避孕指导，现处于哺乳期。查体子宫恢复正常，已排除慢性全身性疾病。下列不适合该妇女的避孕方法是

    A. 阴茎套　　　　　　　　　　　　　B. 阴道套

    C. 宫内节育器　　　　　　　　　　　D. 复方口服避孕药

    E. 长效孕激素避孕针

（4～6题共用选项）

    A. 阴茎套   B. 宫内节育器   C. 体外排精

    D. 安全期避孕   E. 口服避孕药

4. 女，35岁，月经规律，经量多。妇科检查：宫颈呈糜烂样改变，宫颈口松，子宫前位，正常大小。首选的避孕方式是

5. 女，29岁。3个月前剖宫产分娩，现行母乳喂养。首选的避孕方式是

6. 顺产后4个月哺乳期女性，首选的避孕方式是

第二十八章　妇女保健

1. 降低孕产妇死亡率及围生儿死亡率属于
   - A. 孕期保健
   - B. 生育期保健
   - C. 产时保健
   - D. 哺乳期保健
   - E. 围婚期保健

2. 下列不属于妇女保健的是
   - A. 青春期保健
   - B. 婚前保健
   - C. 生育期保健
   - D. 围生期保健
   - E. 儿童保健

3. 围绝经期保健的内容不包括
   - A. 注意锻炼身体
   - B. 保持外阴清洁
   - C. 定期体检
   - D. 进行肛提肌锻炼
   - E. 进食低蛋白、高维生素食物

4. 母婴同室是指
   - A. 母亲与其婴儿每日至少 8 小时在一起
   - B. 母亲与其婴儿每日至少 12 小时在一起
   - C. 母亲与其婴儿每日至少白天在一起
   - D. 母亲与其婴儿每日至少夜间在一起
   - E. 母亲与其婴儿每日 24 小时在一起

5. 下列不是婚前保健目的的是
   - A. 保证健康的婚配
   - B. 保证夫妻感情的持续
   - C. 减少人群中遗传病的蔓延
   - D. 避免有血缘的近亲婚配
   - E. 避免遗传病患者之间不适当婚配或生育

6. 妇女保健的目的是
   - A. 促进社会的进步
   - B. 提高妇女自身素质
   - C. 降低孕妇死亡率
   - D. 保证妇女婚姻自由
   - E. 维护和促进妇女的健康

7. 青春期保健的三级预防是指
   - A. 对女青年疾病的治疗和康复
   - B. 营养膳示指导
   - C. 体格锻炼
   - D. 学校保健
   - E. 疾病普查

8. 婚前保健不包括

    A. 宣传婚育知识　　　　B. 婚前检查　　　　　C. 异常情况分类指导

    D. 降低孕妇死亡率　　　E. 婚育保健指导

9. 妇女定期进行疾病普查是针对

    A. 以性传播疾病为主　　B. 以防癌为主　　　　C. 以防职业病为主

    D. 以保健为主　　　　　E. 以妇女常见病为主

10. 产时保健的五防不包括

    A. 防感染　　　　　　　B. 防滞产　　　　　　C. 防产伤

    D. 防早产　　　　　　　E. 防窒息

妇产科学习题集参考答案

第一章　女性生殖系统解剖

1. C　2. E　3. E　4. C　5. C　6. A　7. C　8. D　9. B　10. C　11. C
12. D　13. A　14. A　15. E　16. A　17. A　18. C　19. D　20. D　21. A　22. E

第二章　女性生殖系统生理

1. A　2. D　3. D　4. C　5. B　6. C　7. B　8. C　9. B　10. C　11. E
12. B　13. E　14. D　15. E　16. B　17. A　18. B　19. B　20. C　21. B　22. A
23. B　24. C　25. E　26. C　27. B　28. D

第三章　妊娠生理

1. C　2. D　3. A　4. A　5. D　6. A　7. B　8. D　9. B　10. B　11. E
12. B　13. E　14. C　15. B　16. B　17. E　18. D　19. C　20. D

第四章　妊娠诊断

1. E　2. C　3. D　4. E　5. D　6. C　7. D　8. B　9. B　10. C　11. B
12. C　13. D　14. B　15. A　16. B　17. E　18. E　19. A

第五章　产前检查与孕期保健

第一节　产前检查
1. C　2. D　3. A　4. C　5. D　6. E　7. E　8. A　9. C　10. C　11. E
12. B　13. E　14. E
第二节　评估胎儿健康的技术
1. E　2. C　3. C　4. C　5. E　6. D　7. C　8. B　9. A　10. D　11. E

12. D　13. D　14. E　15. A　16. C　17. B

第三节　孕妇管理

1. A　2. E　3. A　4. C　5. A

第六章　遗传咨询、产前筛查、产前诊断与胎儿手术

1. C　2. A　3. E

第七章　妊娠并发症

第一节　自然流产

1. B　2. B　3. A　4. D　5. D　6. A　7. A　8. E　9. A　10. B　11. C

12. A　13. C　14. C　15. C　16. D　17. D　18. C　19. D　20. C　21. B　22. C

23. E　24. A　25. D

第二节　异位妊娠

1. B　2. B　3. C　4. B　5. A　6. B　7. A　8. C　9. B　10. C　11. B

12. E　13. C　14. B　15. A　16. B　17. B　18. B　19. C　20. B　21. D　22. C

第三节　妊娠剧吐

1. B

第四节　妊娠期高血压疾病

1. D　2. B　3. B　4. D　5. C　6. B　7. E　8. B　9. B　10. D　11. D

12. D　13. D　14. C　15. D　16. E　17. A　18. D　19. E　20. E　21. B　22. C

23. B　24. E　25. A　26. E　27. B　28. E　29. D　30. B

第五节　早　产

1. D　2. E　3. A　4. A　5. E　6. E　7. B　8. C　9. C

第六节　过期妊娠

1. A　2. D　3. E　4. D　5. C　6. D

第八章　妊娠合并内外科疾病

第一节　妊娠合并心脏病

1. A　2. E　3. C　4. C　5. E　6. A　7. E　8. E　9. E　10. C　11. D

第二节　妊娠合并糖尿病

1. E　2. D　3. E　4. C　5. E　6. A　7. B　8. E　9. D

227

第三节　妊娠合并病毒性肝炎

1. E　　2. C　　3. E　　4. B　　5. B　　6. D　　7. E　　8. A

第九章　胎儿异常与多胎妊娠

第一节　胎儿生长受限

1. A　　2. C　　3. E

第二节　巨大胎儿

1. E　　2. A

第三节　胎儿窘迫

1. D　　2. B　　3. C　　4. C　　5. E　　6. D　　7. B

第四节　死胎

C

第五节　多胎妊娠

1. C　　2. C

第十章　胎儿附属物异常

第一节　前置胎盘

1. E　　2. C　　3. D　　4. D　　5. D　　6. B　　7. C　　8. C　　9. A　　10. B　　11. A

12. B　　13. C　　14. C　　15. C　　16. D　　17. A

第二节　胎盘早剥

1. A　　2. B　　3. E　　4. A　　5. B　　6. C　　7. B　　8. B　　9. B　　10. A　　11. B

12. D　　13. C　　14. B　　15. C　　16. B　　17. C

第三节　胎膜早破

1. E　　2. D　　3. D　　4. E　　5. B　　6. C　　7. A

第四节　羊水量与脐带异常

1. C　　2. E　　3. C　　4. E

第十一章　正常分娩

1. A　　2. E　　3. B　　4. E　　5. B　　6. C　　7. A　　8. E　　9. D　　10. E　　11. E

12. E　　13. B　　14. E　　15. E　　16. E　　17. D　　18. D　　19. B　　20. E　　21. C　　22. E

23. A　　24. A　　25. A　　26. B　　27. A　　28. E　　29. A　　30. D

第十二章　异常分娩

第一节　产力异常

1. C　2. A　3. C　4. C　5. B　6. A　7. B　8. C　9. A　10. C　11. A
12. B　13. B　14. B　15. D　16. C　17. A　18. B　19. C　20. B　21. B　22. E

第二节　产道异常

1. B　2. E　3. C　4. A　5. A　6. D　7. E　8. C　9. C　10. B　11. C
12. B　13. A

第三节　胎位异常

1. B　2. D　3. B　4. C　5. D　6. A　7. E　8. E　9. B　10. E　11. A
12. C　13. E　14. D　15. E　16. E　17. A　18. B

第十三章　分娩并发症

第一节　产后出血

1. E　2. B　3. C　4. E　5. D　6. C　7. D　8. D　9. A　10. A　11. A
12. B　13. A　14. C　15. C　16. A

第二节　羊水栓塞

1. A　2. B　3. C　4. E　5. B　6. A　7. B　8. E　9. B　10. D　11. A
12. A　13. A　14. D　15. D

第三节　子宫破裂

1. C　2. B　3. B　4. A　5. E　6. B　7. E　8. E　9. D　10. E　11. C
12. A　13. B　14. D　15. C　16. A　17. A　18. D　19. A　20. A　21. B

第十四章　产褥期与产褥期疾病

第一节　正常产褥

1. D　2. D　3. D　4. C　5. C　6. C　7. E　8. C　9. E　10. E　11. A
12. D　13. E　14. E　15. D　16. D　17. D　18. D

第二节　母乳喂养

1. D　2. D　3. B　4. E

第三节　产褥感染

1. E　2. C　3. C　4. A　5. A　6. E　7. C　8. E　9. E

第四节　晚期产后出血

1. E　　2. E　　3. C　　4. E　　5. C

第十五章　妇科病史及体格检查

1. D　　2. A

第十六章　外阴及阴道炎症

第一节　阴道微生态

1. B　　2. C　　3. D　　4. D

第二节　滴虫阴道炎

1. B　　2. C　　3. E　　4. B　　5. E　　6. D　　7. B　　8. E　　9. A

第三节　外阴阴道假丝酵母菌病

1. B　　2. E　　3. A　　4. D　　5. B　　6. D　　7. D　　8. C　　9. E　　10. A　　11. B

12. A　　13. E　　14. B　　15. C　　16. E　　17. D

第四节　细菌性阴道病

1. D　　2. A　　3. B　　4. C　　5. B　　6. D　　7. E　　8. C　　9. C　　10. A　　11. B

第五节　萎缩性阴道炎

1. C　　2. B　　3. A　　4. A　　5. D

第十七章　子宫颈炎

1. E　　2. A　　3. E　　4. D　　5. D　　6. C　　7. C　　8. D　　9. C　　10. E　　11. E

第十八章　盆腔炎性疾病

1. E　　2. E　　3. C　　4. D　　5. C　　6. C　　7. A　　8. D　　9. E　　10. B　　11. E

12. C　　13. C　　14. A　　15. A　　16. E　　17. D　　18. B　　19. B

第十九章　子宫内膜异位症与腺肌病

第一节　子宫内膜异位症

1. A　　2. E　　3. D　　4. A　　5. B　　6. D　　7. D　　8. E　　9. E　　10. C　　11. E

12. C　　13. E　　14. A

第二节　子宫腺肌症

1. E　2. E　3. D　4. D　5. D　6. E　7. A　8. B　9. D　10. A　11. D
12. A

第二十章　盆底功能障碍及生殖器官损伤疾病

1. D　2. B　3. D　4. D　5. D　6. E　7. B　8. E　9. B　10. C　11. E
12. B

第二十一章　子宫颈肿瘤

第一节　子宫颈鳞状上皮内病变

1. D　2. E　3. A　4. C　5. A　6. D　7. A　8. C　9. E　10. A　11. E
12. A　13. D

第二节　宫颈癌

1. E　2. C　3. B　4. C　5. A　6. B　7. D　8. E　9. D　10. A　11. B
12. B　13. D　14. D　15. E　16. B　17. B　18. B　19. C　20. D　21. B　22. E
23. D　24. C　25. E

第二十二章　子宫肿瘤

第一节　子宫肌瘤

1. B　2. D　3. B　4. C　5. E　6. C　7. E　8. E　9. B　10. E　11. C
12. E　13. D　14. E　15. A　16. E　17. C　18. A　19. E　20. D　21. B　22. D

第二节　子宫内膜癌

1. A　2. B　3. B　4. C　5. A　6. E　7. A　8. E　9. B　10. A　11. A
12. B　13. D　14. D　15. D　16. D　17. E　18. A　19. E　20. C　21. B　22. A
23. C　24. C　25. D

第二十三章　卵巢肿瘤

1. D　2. A　3. B　4. E　5. E　6. C　7. C　8. E　9. D　10. A　11. E
12. E　13. E　14. B　15. B　16. E　17. C　18. E　19. C　20. D　21. D　22. D
23. B　24. C　25. E　26. D　27. C　28. B　29. C　30. A　31. B　32. C　33. E

第二十四章　妊娠滋养细胞疾病

1. C　2. E　3. E　4. C　5. A　6. D　7. A　8. D　9. D　10. C　11. B
12. E　13. B　14. D　15. C　16. A　17. E　18. E　19. A　20. A　21. B　22. B
23. D　24. D　25. E　26. C

第二十五章　生殖内分泌疾病

第一节　异常子宫出血

1. A　2. C　3. E　4. E　5. E　6. E　7. E　8. B　9. B　10. E　11. C
12. E　13. B　14. C　15. A　16. C　17. B　18. E　19. A　20. E　21. B　22. D
23. C　24. E　25. A

第二节　闭　经

1. D　2. D　3. A　4. A　5. C　6. E　7. E　8. E　9. A　10. D　11. C
12. B　13. D　14. D　15. C　16. A

第三节　多囊卵巢综合征

1. C　2. A　3. B　4. D　5. D　6. C　7. D

第四节　痛　经

1. C

第五节　绝经综合征

1. A　2. C　3. D　4. B

第二十六章　不孕症与辅助生殖技术

1. A　2. D　3. D　4. E　5. A　6. D　7. A　8. B　9. B　10. B　11. C
12. D　13. E　14. C　15. A

第二十七章　计划生育

第一节　避　孕

1. B　2. D　3. A　4. A　5. A　6. C　7. E　8. C　9. B　10. C　11. C
12. B　13. E　14. D　15. E　16. D　17. C

第二节　计划生育相关的输卵管手术

1. C　2. E　3. A　4. B

第三节　避孕失败的补救措施

1. C　　2. E　　3. C　　4. B　　5. E　　6. C　　7. C　　8. B　　9. D　　10. B　　11. C

12. B　　13. C　　14. B　　15. A

第四节　避孕节育措施的选择

1. C　　2. E　　3. D　　4. E　　5. A　　6. B

第二十八章　妇女保健

1. B　　2. E　　3. E　　4. E　　5. B　　6. E　　7. A　　8. D　　9. B　　10. D

参考文献

1. 谢幸，孔北华，段涛．妇产科学［M］.9 版．北京：人民卫生出版社，2018.

2. 刘兴会，贺晶，漆洪波．助产学［M］．北京：人民卫生出版社，2018.

3. 凌萝达，顾美礼．难产《头位难产》修订版［M］．重庆：重庆出版社，2001.

3. 魏碧蓉．助产学［M］．北京：人民卫生出版社，2014.

4. 罗家友，曾嵘．妇幼卫生保健学［M］．北京：人民卫生出版社，2010.

5. 傅才英，吴佩煜，翁霞云．手术学全集－妇产科卷［M］．北京：人民军医出版社，1995.

6. 郑修霞．妇产科护理学［M］.5 版．北京：人民卫生出版社，2016.